跟师胡希恕抄方实录

陈雁黎／主编

全国百佳图书出版单位

中国中医药出版社

·北 京·

图书在版编目（CIP）数据

跟师胡希恕抄方实录 / 陈雁黎主编 . — 北京：中
国中医药出版社，2024.1
ISBN 978-7-5132-8503-2

Ⅰ . ①跟… Ⅱ . ①陈… Ⅲ . ①中医临床—经验—中国
—现代 Ⅳ . ① R249.7

中国国家版本馆 CIP 数据核字 (2023) 第 202070 号

中国中医药出版社出版

北京经济技术开发区科创十三街 31 号院二区 8 号楼
邮政编码　100176
传真　010-64405721
河北联合印务有限公司印刷
各地新华书店经销

开本 710×1000　1/16　印张 14　字数 218 千字
2024 年 1 月第 1 版　2024 年 1 月第 1 次印刷
书号　ISBN 978-7-5132-8503-2

定价　58.00 元
网址　www.cptcm.com

服 务 热 线　010-64405510
购 书 热 线　010-89535836
维 权 打 假　010-64405753

微信服务号　zgzyycbs
微商城网址　https://kdt.im/LIdUGr
官 方 微 博　http://e.weibo.com/cptcm
天猫旗舰店网址　https://zgzyycbs.tmall.com

如有印装质量问题请与本社出版部联系（010-64405510）

胡老讲："八纲的核心是病位与病情不可分，伤寒六经来自八纲。六经的核心是方证辨证。经方治病是辨证不辨病，其要诀是辨方证，抓主证，有是证必用是方。《伤寒论》的要旨是保胃气，存津液，扶正祛邪。"

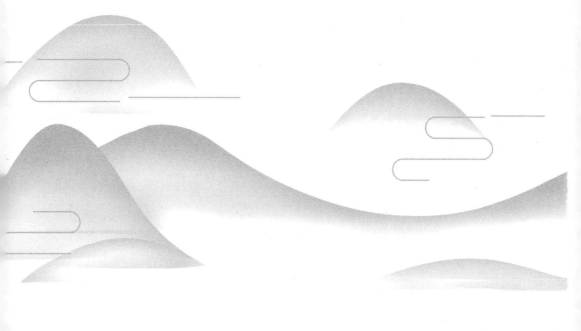

作者简介

陈雁黎，主任医师，南京中医药大学国际经方学院客座教授，中国中医药研究促进会中医药经典临床分会顾问。1960年考入北京中医学院（现北京中医药大学）中医系（本科六年制）。1968年初，响应党和国家号召建设新疆，扎根边疆，工作已50余年。主编《胡希恕伤寒论方证辨证》《胡希恕经方二百首辨析》《跟师胡希恕辨析五十证》《胡希恕伤寒论带教笔记》《跟诊京城七老笔记》。为纪念胡老120周年诞辰，一篇《胡老的故事》，橘知井晓；一曲《满江红》视频，响彻杏林。

《跟师胡希恕抄方实录》
编委会

主　　编　陈雁黎

副 主 编　俞占山　　张天华　　马红鹤　　张海鹏

编　　委　王东砾　　张晓红　　丁亚军　　陈　豫

张晓梅　　李卫萍　　梁尔福　　陈　晗

聂文凯　　彭鸿杨　　王旭红　　张晓卉

高琼杰　　杨　鹏　　罗　轩　　陈文彦

王振兴　　姜德源　　董俊峰　　董　飞

主编单位　新疆昌吉州中医医院内一科

前　言

胡希恕先生乃当代经方家、临床家、教育家，在中医界闻名遐迩，蜚声中外，诚如工程院院士董建华先生所言："百年来，中国真正经方家者，只有二人，一是曹颖甫，一是胡希恕。"日本学者称道："胡希恕先生是有独特理论的、著名的《伤寒论》研究者、经方家。"此言极是也！

我于1960年考入北京中医学院（今北京中医药大学）中医系（本科六年制）。1961年，陈慎吾老师为我们六〇级讲《伤寒论》原著，下午有见习课。在"古方不能治今病""抱着张仲景的佛脚不放"的舆论中，我和同学走进了胡老的诊室。胡老和蔼可亲，笑脸相迎。胡老造诣深邃，洞察秋毫。理论联系实际，结合条文讲方证。我们看到胡老运用经方治病，药少力专，花钱不多，疗效神奇，深感胡老雅号"大柴胡"名不虚传。于是暗下决心，务必学好胡老多年积累的"药少力专治大病"的宝贵经验，以及妙手回春的独门绝招。

1963年秋，我和朱桂茹同学有幸来到胡老诊室，完成为期20周的期中实习。胡老每周上班6天，病人颇多。按附院要求，胡老还要定期为墙报"学习园地"撰写临床经验。徒步去胡老家只需七八分钟，我和同学抽时间去胡老家，一是索取学习资料，二是听胡老讲近期的有效病案和体会。寒暑假我也去胡老诊室抄方，曾巧遇师兄刘金元、史进泉及进修大夫张舒君。此事直延至1965年秋，我们班去中国中医研究院（今中国中医科学院）完成毕业实习。而今，我仍后悔去胡老诊室抄方的时间抓得不紧，因为当时还要去刘弼臣儿科诊室和王慎轩妇科诊室抄方。

时过境迁，经方翘楚。胡老经方医学博大精深，已风靡全国走向世界。近年，我的学生亟盼整理当年的胡老医案，遂经过一年多的不懈努力，我们终于整理出胡老原始病案220个及50条临床医话，今和盘托出献给学习经方的朋友们。这些医学遗珠，虽未能尽显胡老全部的真知灼见，却亦可一斑窥全豹，一叶而知秋。大凡读过《胡希恕讲伤寒杂病论》，或听过胡老80小时授课录音，再读几遍这本《跟师胡希恕抄方实录》，就等于我带你们跟诊胡老抄方了。倘如斯，离冯世纶师兄要求"做一代经方传人"的目标，已经不远了。

听说当年的红楼附院已搬家好几次了，早先的诸先正病案已全部进了造纸厂，我这本胡老原始医案实录，可能成为孤本。

时光荏苒，60年已去，胡老临证医案仍存，这是我们后生的幸运和福气。胡老曾说："离开了表与里，半表半里病位的面积很大，常见病、多发病常遭遇此。如有柴胡证，必用柴胡剂。"内科杂病的证情多在半表半里，故本书病案多用柴胡剂。临床原始病和单一病较少，故胡老常用合方治疗。20世纪60年代初，国家正值困难时期，故本书中营养不良性肝炎、肝大、黄疸型肝炎、无黄疸型肝炎的病案较多。本书谓"实录"，又加上抄方时间有跨度，为保持原貌，故病案无法分门别类。错误难免，请指正。

国医圣手，经方惠民。薪火相传，玉壶冰心。与同仁共勉。

陈雁黎，时年八十有五
2023年7月28日于新疆昌吉市世纪花园

目　录

上篇
胡老临证医案

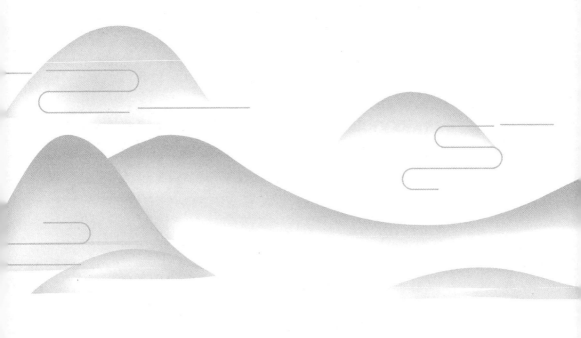

【案1】面瘫后遗症

周某，男，36岁，病历号096841。住空军招待所。

1963年1月30日初诊：1957年患口眼㖞斜（左侧），经住院及针灸治疗好转，现饮纳时流涎、恶风、头晕，左半身汗出多，无痰，语言尚不流利。苔黄腻，舌布裂纹，脉沉滑带弦。中络之症，和络化痰。

方一：

川芎一钱	菊花二钱	钩藤三钱	清半夏二钱
天麻一钱半	菖蒲一钱	炙远志一钱半	炙僵蚕三钱
桑寄生三钱	陈皮一钱半		

三剂

方二：

红花一钱半	菊花二钱	桑枝一钱半	藁本二钱
白芷一钱			

煎汤煮水洗患处。

（秦伯未）

上为秦伯未诊治情况，以下为胡希恕诊治过程。

1963年8月10日：左侧颜面时跳动且痒，语言时感不自如，流涎，同时左半身汗出多，已五六年未解。

生黄芪五钱	桂枝三钱	茯苓三钱	木防己三钱
白芍三钱	生姜三钱	大枣四枚	炙甘草二钱
苍术三钱			

三剂

8月14日：药后跳痒反觉剧，余症同前未解，再为调营卫兼祛寒湿为法，方用之。

桂枝三钱	白芍三钱	生姜三钱	大枣四枚
苍术三钱	茯苓三钱	川附子三钱	大黄二钱
炙甘草二钱			

三剂

8月18日：药后跳痒有减轻，但未已，故仍与原方再行观察。三剂。

8月23日：颜面跳痒感遂有减轻，效不更方，故再与三剂，以消息之。

8月30日：颜面尚时跳动而痛，然该部活动已有好转，以有事必须回南京，嘱开常用方剂，以便与当地医生参考治疗，为拟以下二方。

方一：

| 柴胡四钱 | 白芍四钱 | 枳实四钱 | 桂枝三钱 |
| 桃仁三钱 | 牡丹皮三钱 | 茯苓三钱 | 炙甘草三钱 |

方二：仍服8月14日原方。

以上两方可交互服用。

10月14日：据述，上两方服有30剂，颜面活动有好转，跳动痛痒之感亦有减轻，脉按之细弱，再行桂枝汤加减治之。

桂枝三钱	白芍四钱	生姜三钱	大枣三枚
川附子三钱	细辛一钱	大黄二钱半	苍术四钱
茯苓五钱	炙甘草二钱		

三剂

10月17日：颜面活动已有好转，语言较前流利，跳动痛亦逐渐减轻，方既有效，仍宜原方加减治之，上方增细辛为一钱半，三剂。

10月21日：颜面部症状好转，语言较前流利，痛已无，唯有些发紧，脉细，仍以上方，细辛加至二钱半，三剂。

12月12日：据述上方连服三十余剂，颜面活动逐渐好转，跳动大有减少，语言口㖞亦无明显不适。本病自1957年迁延至今，屡治无效，今服上方有验，大出意外。故仍宜依法加减消息之。

桂枝三钱	白芍四钱	生姜三钱	大枣三枚
川附子三钱	细辛二钱	大黄二钱半	苍术三钱
生薏苡仁五钱	炙甘草二钱		

三剂

12月24日：服上方六剂，未感任何不适，为证大致解除，为求固定其治，仍宜上方去生薏苡仁加茯苓三钱，续服三剂。

按：口眼㖞斜后遗症，秦伯未诊为中络，治以天麻钩藤饮加减。胡老诊为营卫不和兼寒湿。先予桂枝汤合真武汤加大黄，后以桂枝汤合大黄附子细辛汤为治，取效。细辛用之二钱半，细辛不过钱，值得商榷。当时药房无白术，胡老常以苍术代之。胡老用药遵仲景法，附子不用先煎，大黄无须后下。（以下同）

【案 2】肺不张

宗某，女，31 岁，病历号 129354。

1964 年 6 月 29 日：据和平里医院诊断为气管堵塞伴有肺不张，同仁医院胸外科建议做手术。现症：周身乏力，纳少，食欲不振，劳动后则嗽而胸痛，咳嗽有黄痰，不发热，不恶寒，口干，稍有气短，有时痰中带血，月经 5 年未行，近又来潮。苔薄白，脉弦滑小数。

栝楼一两	黄连三钱	柴胡四钱	白芍三钱
半夏三钱	枳实三钱	黄芩三钱	桔梗三钱
桂枝三钱	桃仁三钱	牡丹皮三钱	茯苓三钱
生姜二钱	大枣三枚	炙甘草二钱	
			三剂

7 月 3 日：药后咳嗽吐黄痰减轻，但服药后仍然咽中自觉有痰，气短，饥而不欲食，食即呕吐，大便较干，有时两天一次，小便灼热色黄。

上方增生姜为三钱，加橘皮八钱，三剂。

7 月 6 日：咳减，食好转，但有时尚多黄痰，上方去桂枝加冬瓜仁、贝母各三钱，三剂。

7 月 9 日：咳嗽又减，痰量减少，色黄稠，时心悸气短，食欲增加，身体疲乏，二便正常，舌苔白腻，脉弦滑，仍与上方三剂。

7 月 14 日：近日因气恼，两胸胁疼痛，咳嗽稍作，时有痰色黄，心悸气短，饮食一般，大小便正常，苔白，脉弦细数。

茯苓三钱	炙甘草二钱	五味子三钱	干姜二钱
细辛二钱	半夏三钱	杏仁三钱	
			三剂

7月17日：三日来胸胁未痛，前两日咳痰中带紫黑色血块，量不太多，感觉胸闷气短，食欲一般，大便1～2日一次，不干，舌苔薄白，脉弦滑数，仍服7月9日方，桔梗增为五钱。

7月23日：胸透示右肺中叶不张阴影已全部恢复，无不张残余影。胸闷基本解除，但胸时有痛感，咽中不利，尚有微咳。

柴胡四钱	半夏四钱	黄芩三钱	白芍三钱
桔梗三钱	枳实三钱	橘皮五钱	茯苓三钱
苏子三钱	厚朴三钱	桂枝三钱	桃仁三钱
牡丹皮三钱	炙甘草二钱	生姜三钱	

三剂

7月30日：胸痛已差，痰已极少，食欲好转，方既有验，仍宜服上方三剂。

8月6日：活动多胸尚痛，咳已止，尚略有痰，早上口臭，脉亦和缓。

柴胡四钱	白芍四钱	枳实三钱	桔梗三钱
桂枝三钱	桃仁三钱	当归三钱	茯苓三钱
炙甘草二钱	生石膏一两	橘皮四钱	生姜二钱

三剂

经透视示肺不张阴影全部吸收。

按：肺不张患者，年轻病久，曾多方求医，同仁医院胸外科建议手术治疗。胡老据其胸痛气短，咳嗽有黄痰，无寒热。认为本证咳嗽夹痰，遂给四逆散、小陷胸合桂枝茯苓丸及苓甘五味姜辛夏仁汤，使肺不张恢复正常。

【案3】肾结石

马某，男，41岁，病历号112009。

1963年10月17日：从1954年始，先觉右侧腰痛，以后逐渐牵及右侧少腹胀痛，不能左侧卧睡，小溲红赤浑，无涩痛，大便正常，眠食尚佳，舌质嫩红，苔薄少裂，脉弦细微滑。协和医院检查诊断为右肾鹿角状结石，血尿。按此证情乃湿热下注，肾之气化失调，州都不利，致成石淋。治宜宣通气化，分利湿浊，但现证已有阴伤之象，不宜纯用淡渗分利之品，以免阴液愈亏，而湿浊之邪反不得去。兹仿仲景葵子茯苓丸合琥珀通淋散加减为治。

冬葵子三钱	赤茯苓三钱	白琥珀末六分（分冲）	山瞿麦三钱
山萹蓄三钱	大熟地三钱	牡丹皮二钱	丹参三钱
泽泻二钱	金钱草五钱	海金沙三钱（布包煎）	山茴香六分

三剂

（庞近宜）

11月2日：证情自1952年发现腰痛酸楚，每2～3月发1次，变为发现出汗绞痛，因此尿检有血色，确诊为结石在肾，并为其照相及造影，现拟为其手术，患者不同意。兹进前方，一般稳妥，唯右侧腰痛，外牵前方胁肋处，呈放射状，当前按脉为濡细，身体较瘦，是当于利尿软坚之中别增补益之剂。

车前子二钱（布包煎）	干生地二钱	木通一钱半	生甘草二钱
淡竹叶二钱	白茅根四钱	六一散三钱（布包煎）	党参二钱
续断三钱	远志三钱	藕节炭四钱	白芍炭二钱
海金沙二钱（布包煎）			

四剂

（方鸣谦）

1964年2月24日：右侧腰部与季肋部时痛，近两日小便带红，尿液通畅，自服中药，感腰部胀痛减轻，食纳不香，口干喜饮，大便正常，眠佳，舌根苔白，舌质红，脉细弦。

| 猪苓四钱 | 茯苓三钱 | 滑石五钱（布包煎） | 泽泻三钱 |

| 生薏苡仁一两 | 阿胶三钱 (烊化) | | |

三剂

（孙月光）

以下为胡老接诊过程。

2月27日：服上药无明显变化，仍口干喜饮，腰胁痛，食纳稍佳，舌苔薄白，脉细弦小数。

白芍八钱	柴胡四钱	枳实三钱	半夏三钱
黄芩二钱	大黄二钱	甘草三钱	牡丹皮三钱
桃仁三钱	冬瓜子三钱	大枣四枚	芒硝二钱 (分冲)

三剂

3月17日：药后腰痛胁疼显有减轻，方既有效，仍宜照服消息之，三剂。

3月25日：疼痛颇有好转，大便并不过甚溏泄，故再与原方继服之，三剂。

4月11日：仍腰胁疼痛，大便稍干，日一行，小溲自调，脉弦稍弱，苔薄白质淡。

柴胡四钱	白芍三钱	半夏三钱	黄芩三钱
枳实三钱	桃仁三钱	丹皮三钱	冬瓜子四钱
生姜二钱	大枣三枚	大黄二钱	芒硝三钱 (分冲)

三剂

4月22日：右腰胁疼痛近日加重，食如常，二便自调，脉沉细，苔薄白，上方增白芍为四钱，加甘草二钱、生石膏一两，三剂。

4月30日：服药后腰胁痛有所减轻，诸症如前述，药后大便日一行，略溏，上方石膏增为一两半，三剂。

6月22日：据述上药连续服，未间断，自觉为效颇好，近已一周未服药，工作繁劳，疼又明显，再以前方加减治之。

柴胡四钱	半夏三钱	黄芩三钱	白芍六钱
冬瓜子四钱	桃仁二钱	牡丹皮三钱	生姜二钱
大枣三枚	大黄二钱	芒硝三钱 (冲服)	生石膏一两半

炙甘草三钱

三剂

7月17日：近日腰胁疼痛较前加剧，劳累之后痛更明显，他无不适，精神尚佳，眠食二便均佳，苔薄白，脉细数，上方增白芍为八钱，生石膏为二两，加生地四钱，三剂。

按：肾结石致腰及胁疼痛。胡老用大柴胡合大黄牡丹皮汤加生石膏治之，止痛效果比用淡渗分利之品明显，有是证用是方，方证相应，排便并不过于溏泄。

【案4】肝硬化腹水

张某，男，49岁，病历号120378。

1964年3月30日初诊。单腹胀（肝硬化）。化验：总蛋白6.00%，白蛋白3.16%，球蛋白2.84%，TTT（麝香草酚浊度试验）20单位，TFT（麝香草酚絮状试验）（++++），SGPT（谷丙转氨酶）252单位。腹胀大已月余，身无力，不能食，食则胀，大便尚可，小便黄少，脉象弦大，气短而喘，面目黧黑，舌苔白厚，脉弦主饮，脉大主虚，统观各症亦中虚有水之象，法宜培土利湿。

大腹皮三钱	砂仁二钱	木香三钱	木瓜三钱
桑白皮三钱	茯苓四钱	木防己三钱	苍术三钱
泽泻三钱	抽葫芦五钱	车前子六钱（布包煎）	橘皮八钱
生黄芪三钱	大腹子三钱	豆蔻仁二钱	

三剂

3月6日二诊：药后腹胀已大减，但稍有腹痛，食渐香，饮少，气短而喘，嗳气少，大便日一行，小便正常，苔白稍黄腻，脉沉弦迟，原方照服三剂。

3月10日三诊：腹胀又减，腹痛已除，小便渐多，食少，身倦无力，夜寐不佳，大便正常日一行，苔白稍黄腻，脉沉弦迟，上方减抽葫芦为三钱，三剂。

3月17日四诊：腹胀大逐有减轻，腹痛也轻，饮食好转，上方去抽葫芦，黄芪增为五钱，加茵陈八钱，三剂。

3月24日五诊：纳增，身较有力，有时打嗝，两胁疼痛，大便正常，小便黄，腹胀又减，脉沉弦迟，拟行水利湿，活血降气治之。

大腹皮三钱	大腹子三钱	木香三钱	木瓜三钱
桑白皮三钱	茯苓皮四钱	木防己三钱	苍术三钱
泽泻三钱	车前子三钱（布包煎）	橘皮八钱	生黄芪三钱
红花三钱	当归二钱	旋覆花三钱	降香二钱
茵陈八钱	砂仁三钱	豆蔻仁三钱	

三剂

3月31日六诊：诸症减，上方去降香，三剂。

4月10日七诊：气短心慌，肝区稍痛，食好，口干不思饮，疲乏，大便日一次，小便如常，苔白粗而润，脉弦迟。

柴胡四钱	天花粉五钱	生姜三钱	党参三钱
大枣三枚	半夏三钱	厚朴三钱	橘皮八钱
苍术三钱	黄芩三钱	生牡蛎五钱	白芍四钱
当归三钱	香附三钱	炙甘草二钱	丹参八钱

三剂

4月17日八诊：心慌已无，胁痛已轻，精神好转，仍气短，早晨口干，饮食尚可，二便自调，上方三剂。

4月24日九诊：气短心慌已减，肝区发坠稍痛，食后脘部不适，口不干，大便正常，小便黄，苔白粗，上方去厚朴加枳实三钱，三剂。

5月5日十诊：证候均减轻，肝区已不坠痛，食后脘部不适亦减，化验：TTT 19单位，TFT（++++），SGPT 92单位。上方照服三剂。

6月20日十一诊：右胁下时有疼痛，食尚可，但食后脘部胀满，心慌气短时头晕，口苦，大便日一次，小便黄，苔白腻，脉沉弦。

柴胡四钱	黄芩三钱	天花粉五钱	生牡蛎六钱
桂枝三钱	干姜二钱	橘皮五钱	枳实三钱
当归三钱	红花三钱	苍术三钱	生石膏一两半
丹参八钱	茵陈五钱	炙甘草二钱	

三剂

6月27日十二诊：口苦心慌减，胁痛、头晕减轻，唯食后3～4小时则胃脘胀满，嗳气，纳欠佳，大便日两次不稀，小便黄，苔白而干，脉弦细。

橘皮八钱	半夏三钱	厚朴三钱	苍术三钱
大腹皮三钱	砂仁二钱	木香三钱	木瓜三钱
生姜三钱	茯苓皮三钱	木防己三钱	泽泻四钱
茵陈八钱	车前子五钱（布包煎）	豆蔻仁二钱	

三剂

7月4日十三诊：药后精神转佳，胃脘胀满已减，唯少腹发胀，矢气多，小便黄，大便正，面色萎黄，胁稍疼，食不佳，苔薄白，脉弦细缓。协和医院6月下旬诊断"肝硬化"，上方加橘皮，增为一两，三剂。另：鳖甲煎丸三两。

7月11日十四诊：上方加槟榔三钱，三剂。

7月18日十五诊：腹胀已愈，食欲正常，纳后脘胀，胫微酸，神疲乏力，口干欲饮，头稍晕，脉弦细，上方三剂，大黄䗪虫丸12丸，每日服1丸。

7月25日十六诊：诸症益趋好转，肝功能已渐恢复，化验：总蛋白6.71%，白蛋白3.48%，球蛋白3.23%，TFT(+++)，TTT 14单位，SGPT 106单位。续与前方消息其治，三剂。

按：肝硬化腹水，腹胀甚，先予茯苓导水汤。后因肝区痛明显，给柴胡桂姜汤加味，并交替使用鳖甲煎丸及大黄䗪虫丸，诸症好转，肝功能逐渐恢复。

【案5】肝硬化腹泻

张某，男，36岁，病历号129952。

1964年7月4日初诊：患有肝硬化，慢性腹泻已有两年之久，不思饮食，右胁下时有疼痛，脘腹胀满，嗳气，口苦，腹痛，便溏，日3～4行，苔黄厚腻，舌尖红，脉弦。统观以上为证，当属肝胃不和，而胃之有病尤甚于肝，先为调胃固肠，以实脾胃。

半夏四钱	党参三钱	黄芩三钱	黄连三钱
干姜三钱	大枣四枚	炙甘草二钱	

三剂

7月11日二诊：食量增加，食欲渐振，脘腹胁下之疼痛胀满俱有减轻，但尚未尽除，有时感觉脘中烦热，欲食生冷，头仍晕，大便日1～2次，较稀，便时微有下坠感，睡佳，苔根黄腻，舌尖偏赤，脉弦，上方党参加至四钱，三剂。

7月15日三诊：脘中烦热大减，已不太思生冷，大便日一行，质软较稀，有时尚有下坠感，脘中仍感痞闷不舒，胁痛未发，食量尚可，近日头晕较甚，夜寐欠安，苔根略腻，舌尖赤，脉弦，上方加吴茱萸二钱，三剂。

7月18日四诊：胃脘烧热痞满已痊愈，不思生冷，食欲增加，腰部酸楚，肠鸣腹泻，无腹痛，大便日二次，色浅褐，小便正，头晕减轻，舌苔黄腻，脉弦，上方吴茱萸加至三钱，三剂。

五诊：诸症渐有好转，食欲倍增，但肠鸣便溏犹未尽除，故再与上方消息之，三剂。

按：本案为不专治肝硬化，而是先以半夏泻心汤加吴茱萸，治其慢性腹泻，日有3～4次之多，待胃肠功能恢复，则其余诸症有明显好转。

【案6】肝硬化

路某，女，40岁，门诊号130161。

1964年6月22日初诊：1960年冬身肿腹胀，1963年西医检查示肝大，但肝功能正常。今春行肝穿术，结果诊为初期肝硬化。现症，肝区疼无休止，腹痛拒按，经常感冒，近又感冒风热，热时面红，食欲不振，口干嗜冷饮，头痛头晕，失眠，大便时溏时干，肠鸣有声，舌白苔腻，脉弦细滑，肝大质硬。

柴胡四钱	黄芩三钱	天花粉五钱	党参三钱
生姜三钱	大枣四枚	白芍六钱	当归二钱
桂枝三钱	桃仁三钱	牡丹皮三钱	生石膏二两
猪苓三钱	茯苓三钱	滑石四钱	泽泻三钱
生阿胶三钱	炙甘草二钱		

三剂

6月30日复诊：药后诸症均见轻，睡眠不实，月经提前5~6天，色紫黑。仍与上方加生枣仁五钱，三剂。

按：肝硬化初期，肝区痛甚，面红失眠，口干嗜冷饮，大便反溏，苔腻，予小柴胡去半夏加当归天花粉生石膏合桂枝茯苓丸及猪苓汤。

【案7】抑郁症

关某，男，28岁，后勤213部队，病历号130841。

1964年1月18日初诊：患者既往精神分裂症（胡老称癫证），肝大，肝功能不正常。近半年来性情急躁，不能入睡，自信，妄想不休，语无伦次，口苦欲冷饮，食佳，头痛时欲呕，胸闷身痒，大便日二行，成形，小便正常，舌苔根黄腻，脉弦数有力。

柴胡四钱	半夏三钱	黄芩三钱	白芍三钱
枳实三钱	生石膏一两半	桂枝三钱	桃仁三钱
牡丹皮三钱	生龙骨八钱	生牡蛎八钱	大黄二钱
生姜三钱	大枣三枚	炙甘草二钱	

三剂

1月22日二诊：药后颇知，已能入睡，精神好转，已不欲呕，但胸尚堵闷，再依前方加减治之。

柴胡四钱	半夏三钱	黄芩三钱	白芍三钱
枳实三钱	桂枝三钱	桃仁三钱	牡丹皮三钱
茯苓四钱	苍术三钱	生姜三钱	生龙骨一两
生牡蛎一两	大枣三枚	大黄二钱	炙甘草二钱
生石膏一两半			

三剂

1月29日三诊：自觉药后甚佳，睡寐甚安，食欲佳，小便通畅，大便溏，日三四行，食后欲打嗝，夜间醒后心中烦闷，其他正常，舌根苔白灰微腻，脉弦细，上方继服三剂。

2月5日四诊：精神好转，但近肝区痛，多烦躁，后腰亦痛，舌苔渐退，但仍未净，脉弦不数，仍宗上意加减治之。

柴胡四钱	半夏三钱	黄芩三钱	栀子四钱
白芍四钱	桂枝三钱	桃仁三钱	牡丹皮三钱
茯苓五钱	生姜三钱	大枣四枚	生龙骨一两
大黄二钱	炙甘草二钱	生牡蛎一两	

三剂

2月26日五诊：精神基本恢复。

按：精神分裂症是常见的一种精神科疾病。患者年少体壮，妄想急躁难眠，口苦头痛欲呕，喜冷饮，舌苔根黄腻，脉弦数有力，为少阳病之阳、实、热证，给大柴胡合桂枝茯苓丸加生石膏而愈。

【案8】五更泻

罗某，男，32岁，病历号099211。

1963年3月15日初诊：素患神经官能症，一年多来，五更泻，腹痛肠鸣，经他医治疗三个月，效不明显。

1963年6月17日二诊：腹痛肠鸣，早上起床后腹泻，腰酸腿软，身恶寒，全身无力，小便清长色白，阳痿，饮食一般，头晕失眠，舌质淡胖，苔白腻，脉沉细。服黄芪建中汤及甘草泻心汤各三剂，效不明显。皮肤发痒，眼睛干涩，舌苔薄腻微黄，脉沉细。

| 柴胡四钱 | 枳实四钱 | 白芍四钱 | 炙甘草三钱 |
| 川附子三钱 | 茯苓三钱 | 苍术三钱 | 生姜三钱 |

三剂

7月2日三诊：上方共服八剂，腹痛全止，已无肠鸣腹泻，日便一次，时间也不固定，在早上起床之后，头已不晕，能看书报，眼睛清楚很多，饮食精神转佳，口不渴。近两天，胃脘胀闷，少有恶心，腰酸。患者主诉：一年多来咽干而痛（西医谓慢性咽炎），每服凉药收效不大，反而腹痛泄泻增加，故每次看病不敢主诉咽喉干痛，最近连进热药，咽疾减轻很多，几乎没有咳痰情况。由此可见，此证为上热下寒之少阴病矣。苔薄腻根微黄，脉弦较前有力。

前方去附子加当归三钱、红花三钱、吴茱萸二钱、橘皮五钱，三剂。

按：腹痛肠鸣五更泻，咽干喉痛眼干涩，上热下寒属少阴，服四逆散合真武汤取效。

【案9】青光眼

李某，女，43岁，病历号076925。

1962年3月7日初诊：素患青光眼（肝肾血亏），左眼视力减退已两年，近则视物不清，仅能朦胧看到物影，自觉有物罩于目上，眼病之前头痛如裂，呕吐，目干涩。心中发热，手足心发热，口干不欲饮，耳聋，食尚可，大便干，小便黄。素无月经，仅生育后来一次七八天，曾经针灸治疗未效，于沈阳医学院诊断为青光眼，患子宫下垂二十余年，至今未治疗。苔薄尖边赤，脉弦。

视物不清，肝虚血亏所致，呕吐，耳聋不能食，头痛亦血虚饮逆之象，法宜补阴祛饮之治。

生地四钱	当归三钱	白芍三钱	吴茱萸三钱
生决明八钱	党参三钱	生姜二钱	大枣三枚
白术三钱	泽泻三钱	茯苓三钱	炙甘草二钱

三剂

3月10日二诊：药后变化不大，仍视物不清，大便干，心中发热均轻，脉弦左较沉弱，苔薄，上方照服三剂。石斛夜光丸12丸，每晚一丸。

3月14日三诊：药后自觉效果甚佳，左眼视物较前好转，已能辨别近物，能分清手指数，自觉眼中云翳已散至眼下，仍服前方减吴茱萸为二钱。丸药照服。

3月17日四诊：药后自觉效果甚佳，视力较前好转，仍服3月10日方。

3月21日四诊：药后自觉头痛剧烈，发沉，但眼不疼，视力较前尚好，能分辨一米左右之物，心中及手足亦不发热。

至 4 月 13 日：汤药缺货。只能服石斛夜光丸，每晚一丸。

痊愈。

（1963 年 10 月 18 日抄）

按：本证为气血不足，饮逆向上，视物不清，头痛剧烈，予八珍汤去川芎合吴茱萸汤加生石决明。凡眼疾兼有明显头痛，常合用吴茱萸汤而取效。

【案 10】阳痿

薛某，男，38 岁，病历号 132352。

1964 年 5 月 12 日初诊：病患阳痿，多服补阳之品，效不明显，下肢疲软，精神不佳，饮纳及二便正常，脉沉弦细，苔薄白，舌质淡。

柴胡四钱	白芍四钱	枳实四钱	生牡蛎五钱
生龙骨三钱	桂枝三钱	炙甘草二钱	川附子二钱
生姜二钱	大枣三枚		

三剂

1964 年 5 月 25 日复诊：进上药九剂，诸症均减，但以上诸症仍在。小溲仍急迫，阳痿减轻，微有疲劳则两眼发酸，饮食睡觉尚可，两脉弦细，苔薄白中微黄，仍以上方附子改为三钱，加茯苓、苍术各三钱，三剂。

按：阳痿服补阳之品，效不明显。胡老给四逆散合四逆汤再合桂枝甘草龙骨牡蛎汤，三方合用。复诊再合用真武汤。

【案 11】便血

蒲某，男，34 岁，病历号 030093。

1964 年 3 月 9 日初诊：素患慢性肝炎，背痛减轻已近愈，大便干燥甚，因而痔疮又发作，肛门疼痛，服西药缓下剂，大便带血，肝区则隐痛，夜不能向右侧卧睡已三四个月，食纳尚佳，小便黄，睡眠多梦，舌苔白薄腻，脉细弦。

柴胡四钱	白芍四钱	半夏三钱	黄芩三钱
枳实三钱	桃仁三钱	牡丹皮三钱	冬瓜子三钱
大黄二钱	芒硝二钱 (分冲)	生姜三钱	大枣四枚
炙甘草二钱			

三剂

3月12日复诊：药后大便排出如水泡胖大海样黏物，胁痛减轻，痔疮疼痛已差，再与上方去芒硝以消息之，三剂。

按：痔疮疼痛便血，以疼痛加重为主症，予大柴胡合大黄牡丹汤。加炙甘草即有了芍药甘草汤，增强了治拘挛疼痛的作用。

【案12】胆囊炎

刘某，男，34岁，病历号111418。

1963年10月8日初诊：1954年曾发黄疸，经治愈后，于1961年发作右胁剧痛，甚时则休克，经住262医院治疗，诊断为胆囊炎。本人曾去会诊，予大柴胡合大黄牡丹皮汤加生石膏，服后痛止。嗣后有时复作，照方用之即差，舌白薄苔，脉弦数。胆有邪火，因致胁痛，法宜清肃肝胆，兼行瘀为治。

柴胡四钱	白芍三钱	半夏三钱	黄芩三钱
枳实三钱	生姜三钱	牡丹皮四钱	桃仁三钱
冬瓜子三钱	大黄二钱半	生石膏二两	大枣四枚
炙甘草二钱			

三剂

按：胆囊炎右胁剧痛，予大柴胡合大黄牡丹汤，因无便秘，故去芒硝，改用生石膏。

【案 13】外感

范某，女，35 岁，病历号 000972。

7 月 29 日：外感发热，曾晕倒，现仍脘痛欲呕，头晕痛，口苦嗜饮，脉缓。

小柴胡加生石膏一两半、吴茱萸二钱，三剂。

按：外感发热，头晕痛，欲呕，口苦能饮，予小柴胡加生石膏合吴茱萸汤。

【案 14】头痛

朱某，成人，男，病历号 105821。

1963 年 7 月 9 日初诊：头晕且痛，久久不已，近更胸脘满闷，腰足酸痛，周身疲倦，睡多梦扰，脉象弦且稍数。

中气不足，湿邪上攻，清阳为蔽所致。方用柴胡桂姜汤合当归芍药散加吴茱萸，三剂。

7 月 15 日二诊：头痛微有减轻，腰酸痛已略有好转，但未尽已，再为温中逐湿之治，方用真武汤加泽泻四钱、炙甘草二钱，三剂。

7 月 23 日三诊：近腰酸痛已不显，但头晕痛迄不减轻，时有身重感，足心发热，脉弦细。

桂枝三钱	白芍四钱	当归三钱	川芎三钱
桃仁三钱	牡丹皮三钱	吴茱萸四钱	茯苓三钱
苍术三钱	泽泻六钱		

三剂

7 月 26 日四诊：头痛轻而晕重。仍予上方三剂。

7 月 30 日五诊：近日头痛又较重，下肢灼热感如故，口发黏，脉细弦，身困倦，胸如物压，以右侧为甚。

柴胡四钱	半夏三钱	黄芩三钱	白芍三钱
枳实三钱	生姜二钱	大枣三枚	吴茱萸四钱

当归三钱	川芎三钱	茯苓三钱	泽泻四钱
苍术三钱	炙甘草二钱		
			三剂

按： 头晕且痛，腰酸疼，身疲乏，予大柴胡汤去大黄合当归芍药散加吴茱萸。

【案 15】胃脘痛

胡某，女，58 岁，病历号 097913。

1963 年 2 月 16 日初诊：胃脘痛已月余未愈，头晕，恶心，口干，有烧心感，泛酸，舌润微白滑苔，脉弦迟。中虚寒多停饮之证。

半夏三钱	黄芩三钱	黄连三钱	太子参三钱（当时党参缺货）
干姜二钱	大枣四枚	吴茱萸三钱	炙甘草二钱
			三剂

7 月 18 日二诊：服上方有效，近又心下痞满泛酸，口干欲饮，生口疮。胃有热而不和也。

半夏四钱	黄芩三钱	党参三钱	黄连二钱
干姜三钱	大枣四枚	炙甘草二钱	生石膏一两半
			三剂

7 月 23 日三诊：药后口疮已，但心下痞满，泛酸未已，再拟上方加减之。

生姜四钱	党参三钱	黄芩三钱	黄连三钱
干姜一钱	半夏四钱	大枣四枚	炙甘草二钱
			三剂

8 月 1 日四诊：心下痞，气上冲，未尽解，但手足关节痛减轻，故再与上方加吴茱萸二钱，三剂。

8 月 7 日五诊：阴雨则关节痛益剧，脊背热，口干，仍泛酸有灼热感，为小发汗以祛风寒。

| 葛根三钱 | 麻黄三钱 | 桂枝二钱 | 白芍三钱 |
| 生姜二钱 | 大枣四枚 | 炙甘草二钱 | 生石膏一两半 |

苍术四钱	茯苓三钱	炮附子三钱

三剂

按：胃脘痛，头晕恶心，口干泛酸，舌滑润苔薄白，脉弦迟。中虚多寒停饮之证，予半夏泻心汤合吴茱萸汤。8月7日处方，因阴雨则关节痛加重，予葛根汤加生石膏合真武汤。炮附子与生石膏同用，请研究。

【案 16】阴挺

周某，女，31岁，病历号 088475。

1963年3月21日：食少，胸闷，胁痛，胃痛，恶心噫气，饥而不欲食。阴挺，阴吹，腰疲，白带多，月经不调，小便频数，舌苔无，脉弦细。曾服补中益气汤两月，效不明显。改用小柴胡合当归芍药散十余剂后，效果明显，但不服药或劳累时，证又发作。

柴胡四钱	半夏三钱	黄芩三钱	党参三钱
生姜二钱	大枣四枚	炙甘草二钱	吴茱萸三钱
生黄芪三钱	当归三钱	茯苓三钱	泽泻三钱
苍术三钱	白芍四钱	川芎三钱	

三剂

按：胃痛，胁痛，恶心，食少，阴挺，阴吹，服补中益气汤效差，改服小柴胡合当归芍药散加黄芪、吴茱萸后，效果明显。

【案 17】十二指肠溃疡

吴某，女，35岁，病历号缺失。

1963年3月21日初诊：胃痛，心下痞，时饥时饿，嘈杂不适，食后亦有上逆欲呕之感，不吐酸水，西医检查，考虑十二指肠溃疡。食欲一般，大便干、量少，小便赤少，不欲饮水，舌苔根黄，有黑苔，脉弦有力，口有酸臭味。

旋覆花三钱	生代赭石三钱	半夏四钱	党参三钱
黄芩三钱	黄连三钱	炮姜二钱	大枣三枚
炙甘草三钱			

三剂

按： 胃痛、心下痞、欲呕、口中异味、不欲饮水，予旋覆代赭汤合半夏泻心汤。

【案 18】心下痞

李某，女，58 岁，病历号 016161。

1959 年 11 月 26 日：心下痞，脘部胀满，疼痛食后减轻，喜温喜按，食欲不振，喜噫，腹痛肠鸣，大便时泻。治以消胀缓痞。

| 炙甘草四钱 | 黄芩三钱 | 党参三钱 | 干姜三钱 |
| 半夏三钱 | 大枣四枚 | 黄连二钱 | |

三剂

按： 心下痞，脘胀喜温，食欲不振，肠鸣时泻，连服甘草泻心汤六剂后，诸症消失，又服三剂调理。

【案 19】心下痞

叶某，男，35 岁，病历号 104719。

1963 年 6 月 21 日初诊：食后欲呕，打呃，心下胀满，头晕且眩，睡眠不安，大便正常，矢气多，小便黄而不混浊，苔薄，脉弦细，方用柴陷汤，三剂。

6 月 28 日二诊：诸症均除，但食未增，原方再三剂。

按： 柴陷汤即小柴胡汤加瓜蒌、黄连。

【案 20】胁痛

王某，女，47 岁，病历号 105783。

1963 年 6 月 26 日初诊：两胁胀，恶心，口苦，咽干，目眩，已有一周，在北大人民医院治疗，效不明显。现症兼有烧心，打呃，食不下，腹胀，心烦，周身无力，苔薄白，脉弦。拟以疏肝解郁法，与小柴胡汤加生石膏一两半、橘皮六钱，三剂。

6 月 29 日复诊：药后诸症减轻，仍咽干，目眩，打呃，食不佳，汗出恶风，舌苔薄白而干，脉弦细。原方加桂枝三钱、白芍三钱，三剂。

【案 21】胁痛腹泻

王某，男，36 岁，病历号 063694。

1963 年 7 月 15 日初诊：肝炎肝区痛、吞酸呕逆，食后即作，大便溏，腹中雷鸣。肝病甚则传脾，此其候也，为仿泻心汤法先调其胃，方用生姜泻心汤。

生姜四钱	党参三钱	半夏四钱	黄芩三钱
黄连三钱	干姜一钱	大枣四枚	炙甘草二钱

三剂

7 月 22 日二诊：药后吞酸呕逆明显减轻，大便溏已有好转，故仍与原方，更加量干姜为二钱治之，三剂。

7 月 29 日三诊：未呕吐酸水，大便溏好转，但尚恶心，心下堵满，噫气未除，再为调中降逆之治，与半夏泻心汤加味。

半夏四钱	厚朴四钱	生姜四钱	茯苓三钱
橘皮八钱	苍术三钱	旋覆花三钱	大枣三枚

三剂

【案 22】胃脘痛

李某，男，35 岁，病历号 005846。

1963 年 7 月 29 日初诊：胃脘经常疼痛，腹胀，天气凉时饥饿感尤为甚，脉弦微数。其为中虚且寒而可知，时有恶心头晕而疼，尤属湿涌上攻之象，暂仿建中法先治其痛。

桂枝三钱	白芍六钱	生姜三钱	大枣四枚
炙甘草二钱	吴茱萸三钱	饴糖一两半 (消解)	

三剂

按：胃脘痛，腹胀，遇寒或饥饿时加重，为中焦虚寒之证，予小建中加吴茱萸汤。

【案 23】咽炎

唐某，女，32 岁，病历号 105453。

1963 年 7 月 20 日初诊：肝区痛及背沉重差，但又咽堵不利，大便不畅。

半夏四钱	厚朴三钱	生姜四钱	苏子三钱
茯苓三钱	柴胡四钱	白芍四钱	枳实三钱
旋覆花三钱	红花三钱	丹参一两	郁金三钱
香附子三钱	茵陈一两	炙甘草二钱	

三剂

7 月 27 日复诊：药后咽已不堵，背痛而沉又轻，仍宜原方再行消息之，三剂。

按：本病素有肝疾，又咽喉不利，大便不畅，给半夏厚朴汤合四逆散及旋覆花汤加香附、郁金、茵陈，以红花、丹参代替新绛。

【案 24】咽炎

杨某，女，成人，病历号 090180。

1963 年 7 月 28 日初诊：咽中不利，咳唾硬块痰，小便少，右下肢时痛，关节肿痛，脉弦细。饮停于内，湿郁于外之为证也，为逐饮除湿之治，方用半夏厚朴加生石膏汤合防己黄芪、防己茯苓汤。

半夏四钱	生姜三钱	厚朴三钱	苏子三钱
茯苓三钱	大枣四枚	生石膏一两	苍术三钱
炙甘草二钱	生黄芪四钱	木防己三钱	桂枝三钱

三剂

7 月 31 日复诊：咳痰已轻，右少腹痛已减，关节疼痛已略好转，效不更方，故仍与原方加陈皮五钱以消息之，三剂。

按： 以后又服桂枝汤加黄芪、茯苓、白术有效。

【案 25】感冒

王某，男，39 岁，病历号 000739。

1963 年 7 月 23 日初诊：头晕，右目红赤，胸胁满痛，大便干，小便赤，口干苦且有发木感，有口疮，咽不利且嘶哑，苔黄脉实。肝胃热盛之象也。

柴胡四钱	黄芩三钱	枳实四钱	半夏三钱
芍药三钱	大黄二钱	生姜三钱	大枣三枚
生石膏一两半			

三剂

按： 咽不利、声嘶哑、头晕目赤、口干苦便干、脉实，为少阳阳明合病，予大柴胡加生石膏汤三剂而愈。

【案 26】腹胀

郭某，男，32 岁，病历号 098205。

1963 年 7 月 18 日初诊：腹时胀尚不了了，有时泛酸，别无所苦，再以前方加减消息之。与半夏厚朴加橘皮、术合旋覆花汤。

半夏四钱	厚朴三钱	苏子三钱	生姜三钱
茯苓三钱	橘皮八钱	苍术三钱	旋覆花三钱
红花三钱	降香二钱		

三剂

7 月 22 日复诊：腹胀显有减退，有时噫气，原方再服三剂。

按：胡老用陈皮量颇大，常在五钱至一两之间，并谓："消痰气，令能食。"

【案 27】牙痛

韩某，女，44 岁，病历号 096774。

1963 年 6 月 7 日初诊：咳痰已轻，口仍苦，牙尚疼，身觉痒，胃尚有热也。与甘草泻心汤加生石膏。

炙甘草四钱	半夏四钱	党参三钱	黄芩三钱
黄连二钱	干姜二钱	大枣四枚	生石膏一两

三剂

【案 28】心下痞

李某，男，成人，病历号 300930。

1963 年 6 月 7 日初诊：食睡皆尚可，肝区不痛。现症：头有时晕，腰背有时痛，腹胀肠鸣，心下满而微痛，打呃，矢气多，大便偏溏，小便正常，牙时有出血。与半夏泻心加橘皮、术合旋覆花汤。

半夏四钱	厚朴五钱	橘皮八钱	苏子三钱
旋覆花三钱	生姜三钱	苍术三钱	茯苓三钱
枸杞子三钱	降香二钱	红花三钱	

三剂

【案 29】腹痛

林某，男，37 岁，病历号缺失。

1963 年 6 月 7 日初诊：二十天来时觉疲乏，精神时佳时差，食纳尚可，食后胃微痛，腹时亦痛，大便稀，日二次，时肠鸣，睡佳，肝不大。与半夏泻心汤合吴茱萸汤。

| 半夏三钱 | 黄芩三钱 | 黄柏三钱 | 炮姜三钱 |
| 吴茱萸三钱 | 党参三钱 | 大枣三枚 | 炙甘草二钱 |

三剂

林某带来另外一位患者，要求加个号。头晕，腹痛，肠鸣下利，日二三次，欲呕不欲食，两周未已，与半夏泻心汤三剂。

按：以上为两个病案。前者肠鸣、大便稀，予半夏泻心合吴茱萸汤，因黄连缺货，以黄柏代之。后者为半夏泻心汤证。

【案 30】腹胀

郭某，女，48 岁，病历号缺失。

1962 年 2 月 19 日初诊：一个月来腹胀痛，时吐稀涎，因气恼故胸闷不思饮食，气短，腹胀，大便不畅，小便黄浊。西医检查心肺正常，妇科亦无病。腹部按之则痛，口干苦，舌根黄腻，脉弦数。热结在里兼宿食之证。

| 柴胡四钱 | 黄芩三钱 | 生姜三钱 | 半夏三钱 |
| 炙甘草二钱 | 大枣三枚 | 白芍三钱 | 枳实三钱 |

大黄二钱	厚朴三钱	吴茱萸二钱

二剂

2月21日二诊：诸症减，仍吐涎沫，口干不欲饮食，午后腹胀，胀甚即痛，大便少，小便黄少，夜寐不宁，口干苦，苔黄根腻，脉弦数。

半夏三钱	橘皮八钱	炮姜二钱	茯苓三钱
白术三钱	苏子三钱	厚朴三钱	桂枝三钱
猪苓三钱	泽泻三钱	炙甘草二钱	

三剂

2月24日三诊：腹胀减轻，午前不胀，午后胀满不适，吐涎沫已减，稍夹痰液，仍不欲食，不喜甜物，小便赤黄量少。上方去桂枝、白术，加滑石五钱、阿胶二钱、生薏苡仁六钱，三剂。

按：腹胀痛，胸闷，口苦苔腻，脉数，热结在里，夹宿食，用大柴胡合小承气汤，腹按之痛再合芍药甘草汤，吐涎沫加吴茱萸。2月24日三诊，因小便赤黄量少，予前方去桂枝、白术，加滑石五钱、阿胶二钱、生薏苡仁六钱。

【案31】腹泻

蔡某，男，40岁，病历号104908。

1963年8月2日初诊：大便日一次行，但尚有便溏未解，心慌气短。小便不多，腹中雷鸣，亦仍存在，拟以辛甘理中、苦燥固肠为法。方用：

生姜四钱	半夏四钱	党参三钱	黄芩三钱
黄连一钱	干姜一钱	大枣四枚	炙甘草三钱
茯苓三钱	苍术三钱		

三剂

8月6日二诊：大便好转，但仍稍溏，每于下午四至五时则口渴短气，小便少，头晕，再仿五苓散法治之。

桂枝三钱	苍术三钱	猪苓三钱	泽泻三钱

茯苓三钱

三剂

8月23日三诊：头晕恶心减轻，大便次数减少，日只一二行，但仍便溏，心烦躁，有时难于支持，再以吴茱萸汤治烦躁。

| 吴茱萸三钱 | 党参三钱 | 生姜三钱 | 大枣四枚 |
| 半夏三钱 | 炙甘草二钱 | 茯苓三钱 | |

三剂

8月27日四诊：恶心已，头晕减轻，肠鸣便溏亦均减轻，但尚未已，仍与上方茯苓增为五钱，三剂。

按：腹鸣便溏，以辛甘理中、苦燥固肠，用生姜泻心汤加茯苓、苍术为治。口渴、气短、小便少、大便溏为湿气停留，用五苓散。心烦躁，恶心，便溏，治以吴茱萸汤合小半夏加茯苓汤。

【案32】感冒

范某，女，28岁，病历号000972。

1962年11月10日：自昨日起又复恶寒，头偏左痛，起口疮，耳道疼，口干，胃口不适，脉弦。

半夏三钱	黄芩三钱	黄连三钱	柴胡四钱
党参三钱	生姜二钱	大枣三枚	蒲公英三钱
吴茱萸二钱	炙甘草二钱	生石膏一两半	

三剂

【案33】外感

郭某，女，成人，病历号071081。

1963年8月19日初诊：颈项强，咳嗽，头晕，口苦干，多汗出，时发热，有胁痛，恶心，少腹胀，据述感冒后遗有上述诸症，久久未愈。

柴胡四钱	半夏三钱	黄芩三钱	党参三钱
桂枝三钱	白芍三钱	生姜三钱	大枣四枚
厚朴四钱	苏子三钱	茯苓三钱	橘皮六钱
炙甘草二钱	生石膏一两半		

三剂

8月22日二诊：发热、汗出、恶心等症已，尚稍咳，头觉胀，脘时灼热，有时泛酸，喜噫气，少腹胀。

胃犹未和也，上方加旋覆花三钱、苍术三钱、吴茱萸二钱，增橘皮八钱与之，三剂。

8月27日三诊：咳已减，而胃口痛，少腹仍稍胀，脉沉细，里虚多寒之象，法宜调之以甘温。

党参三钱	吴茱萸三钱	半夏三钱	厚朴四钱
苏子三钱	茯苓三钱	橘皮八钱	红花三钱
旋覆花三钱	大枣四枚	生姜二钱	炙甘草二钱

三剂

按： 颈项强，咳嗽，头晕胁痛，口苦、咽干、恶心，久不愈，三阳并病，予柴胡桂枝汤加生石膏，少腹胀，合半夏厚朴汤。

【案34】咽炎

王某，男，42岁，病历号012615。

1962年1月17日：痰多咽中不利，口干，肝区有时尚微痛，头时胀。

半夏三钱	厚朴三钱	苏子三钱	天花粉四钱
橘皮八钱	茯苓三钱	当归尾三钱	降香二钱
香附二钱	竹茹三钱		

三剂

1963年8月7日：数日前感冒，自服丸药发汗，表解寒热已。现仍头胀晕，口苦，咽干而渴，微咳欲呕，胸胁闷不欲食，脉象弦，少阳余热未去也。

柴胡四钱	半夏三钱	黄芩三钱	橘皮五钱
杏仁三钱	桔梗三钱	生姜二钱	大枣四枚
党参三钱	生石膏一两半	炙甘草二钱	

二剂

按：前诊，痰多咽中不利，予半夏厚朴汤加味。后诊，感冒表已解，仍头晕，咽干，口苦，微咳，不欲食欲呕，为少阳余热未去，予小柴胡加生石膏汤加杏仁、桔梗，不欲食再加橘皮。

【案35】外感

李某，男，成人，病历号078225。

1963年7月23日初诊：近以着凉，头晕小便赤，大便微溏，脉稍弦迟。与柴胡桂枝汤加生石膏加苍术三钱、泽泻三钱。

7月30日复诊：近日肝区微有痛，余无别症，脉亦缓。

柴胡四钱	枳实三钱	白芍四钱	旋覆花三钱
红花三钱	丹参八钱	郁金三钱	香附三钱
吴茱萸二钱	炙甘草二钱		

二剂

【案36】感冒

岩某，女，34岁，病历号016753。

（一）

1962年12月1日初诊：感冒咳嗽后头晕，口干苦，身倦心悸，十余日不愈，今更欲呕，微烧，舌无苔，唇干，脉弦细。

表解传入少阳之证，治以清解半表半里。与柴胡桂枝加生石膏、茯苓、白术。三剂。

12 月 10 日二诊：据述劳则犹头晕、心悸，仍宜照服前方二剂。

12 月 15 日三诊：获悉痊愈。

（二）

1963 年 2 月 11 日：感冒数日，经西医治愈，遗有头晕不已，并口干小便赤，嗜饮等症未去，是余热之未尽也，与小柴胡汤加石膏，二剂。

（三）

1963 年 7 月 1 日：日前感冒，经水适来，因致寒热往来，身疼痛，脉弦浮，今烧退，但恶寒，与柴胡桂枝汤，三剂。

【案 37】外感

白某，男，36 岁，病历号 066635。

3 月 31 日：肝炎，肝区痛，近因外感发热，身痛咽肿，有黄痰，食纳尚可，大便一般，小便黄，服羚翘解毒片 30 片而不愈，舌苔少白、尖红，口干喜饮，脉弦数。拟柴胡桂枝汤加石膏，二剂。

此后来看肝病时说，上症已愈。

【案 38】感冒

吴某，女，成人，病历号 003673。

2 月 11 日初诊：前以感冒，表解，余热尚在，头昏胀痛，口唇干，鼻流清涕，唾黄痰，脘觉烧，心悸。与柴胡桂枝汤加生石膏，三剂。

2 月 14 日复诊：外感既差，今日来看肝病。

【案 39】外感

陈某，男，36 岁，病历号 018594。

1 月 24 日初诊：外感服西药后仍头晕，欲呕，小便黄不解，苔白而干，脉弦数。邪传少阳之证，拟以小柴胡汤加石膏，二剂。

1 月 26 日复诊：药后症减，今又复作，头痛欲呕，小便黄少，原方增量石膏为三两，另加吴茱萸三钱，二剂，而愈。

【案 40】外感

王某，男，30 岁，病历号 025833。

1962 年 12 月 20 日：前症服药已愈，近以外感，遗有大便干、头晕，口干黏无味，小便赤，消化不良，睡多梦，舌苔白，余邪未尽之象。

与小柴胡汤加生石膏一两半，三剂。

【案 41】外感

牛某，女，50 岁，病历号 103523。

1967 年 5 月 17 日初诊：感冒一周，曾服西药及银翘解毒丸，仍有头晕目眩，不欲睁眼，鼻塞流清涕，有黄痰不易咳出，口干口苦不欲饮水，食不下，胸腹稍有不适，大便干，数日一次，全身不舒，背强，舌苔薄白，脉滑不浮。汗出表不解，食不下，大便干，邪热郁于少阳，治以清解。

柴胡四钱	半夏三钱	黄芩三钱	白芍三钱
生姜三钱	枳实三钱	大黄二钱	大枣四枚
生石膏一两五钱			

三剂

5 月 20 日复诊：服药诸症减轻，食纳增加，精神转佳，大便通畅，稍有咳嗽咳痰。

| 茯苓四钱 | 炙甘草二钱 | 五味子三钱 | 半夏三钱 |
| 生姜二钱 | 细辛一钱半 | | |

三剂

按：汗出表不解，邪热郁于少阳，大便干，用大柴胡加生石膏汤治之。复诊咳嗽咳痰，以苓甘五味姜辛夏汤调之。

【案 42】感冒

王某，女，24 岁，病历号 081214。

1963 年 5 月 9 日：肝病，肝区隐痛，近日感冒鼻塞喷嚏，无寒热，鼻及牙龈出血，食不下，时恶心，目眩，小便红赤，少而不畅。

小柴胡加生石膏一两半、丹参三钱、茵陈五钱、白芍三钱，三剂而愈。

【案 43】外感

赵某，女，50 岁，病历号 105494。

1963 年 6 月 20 日初诊：发热半月余，上午在 9～12 时，下午在 4～11 时，手心发热，头沉而闷，心烦不欲饮食，口干而苦，饮水多，有汗不恶寒，小便黄赤，舌苔薄白，舌尖略红，脉濡数。进几剂小柴胡合银翘散仍不解。

柴胡四钱	黄芩三钱	法半夏三钱	党参三钱
炙甘草二钱	大枣四枚	生姜二钱	苍术三钱
泽泻四钱	生石膏一两半		

三剂

按：外感不解，发热有汗，口干而苦，头沉而闷，纳少饮水多，少阳余热未清夹湿用小柴胡加生石膏合泽泻汤。

【案44】感冒

蔡某,男,成人,病历号缺失。

1963年8月6日:日前感冒,头疼牙痛,咳嗽,短气,咽痛,脉稍弦数。

柴胡四钱	半夏三钱	黄芩三钱	厚朴三钱
苏子三钱	杏仁三钱	桔梗三钱	党参三钱
生姜三钱	大枣三枚	炙甘草二钱	生石膏一两半

按: 感冒头疼,咳嗽咽痛、牙痛,予小柴胡加生石膏汤再加杏仁、桔梗、苏子、厚朴。

【案45】外感

冯某,女,35岁,病历号074146。

4月3日初诊:近一周来浑身疼痛,头痛乏力,低热一年多,面赤,尺肤热,食纳欠佳,食多则胀满恶心,腑行尚可,小溲色黄,脉来细数,舌苔绛光滑。与柴胡桂枝汤三剂。

4月6日二诊:药后身痛已去,头痛亦轻,面赤已退,肝区仍痛,时有头晕,欲呕,周身乏力,脉弦细,苔薄,上方再三剂。

5月8日三诊:近肝区痛,下午疲困欲睡,低热,手足心热,脉弦滑。与小柴胡加石膏、白芍、生地,三剂。

5月15日四诊:低热已解,肝区时微痛,食后恶心,余症不显,小便少略黄。与小柴胡加石膏汤,加茵陈、陈皮,三剂。

【案46】感冒

吴某,女,26岁,病历号104493。

1963年7月26日初诊:肝病肝区痛已无任何感应。昨日感冒,流清涕,微恶寒,头晕痛,口干,脉浮。

嫩前胡三钱	菊花三钱	连翘三钱	桑叶三钱
杏仁三钱	薄荷一钱	炙甘草二钱	生石膏二钱
			二剂

按： 肝病感冒，流清涕，微恶寒，头痛咽干，脉浮，予桑菊饮加生石膏。

【案 47】感冒

安某，女，36 岁，病历号 022633。

1964 年 8 月 8 日初诊：目前又复感冒，昨日曾发高热，自己服药热似减，但尚头痛而胀，鼻流清涕，肩背疼痛，口干苦不欲食，腰酸疼，脉弦数。

柴胡四钱	党参三钱	半夏三钱	黄芩三钱
桂枝三钱	白芍三钱	生姜三钱	大枣三枚
炙甘草二钱	生石膏一两半		
			三剂

8 月 13 日复诊：发热头痛已，药后肩背亦无疼痛，但停药后，腰又酸痛，并有胸闷，咳嗽不除。

柴胡四钱	半夏三钱	厚朴三钱	苏子三钱
橘皮五钱	黄芩三钱	生姜三钱	大枣三枚
杏仁三钱	桔梗三钱	茯苓三钱	生石膏一两半
炙甘草二钱			
			三剂

按： 感冒头痛，流清涕，肩背腰酸疼，口干苦不欲食，脉弦，予小柴胡加生石膏汤治之。药后诸症已解，又见胸闷咳嗽，仍予前方合半夏厚朴汤加橘皮。

【案 48】感冒

陈某，女，36 岁，病历号 081143。

7月17日初诊：近日感冒，头痛轻而胀甚，鼻塞流黄稠涕，声哑，周身无力，食尚可，略怕冷，时自汗出，咳嗽减轻，大便正常，小溲少、混浊，经来不畅（13日至），色紫黑量很少，小腹痛，舌苔薄白，脉浮细数。

柴胡四钱	半夏二钱	党参三钱	黄芩三钱
生姜三钱	大枣三枚	桔梗三钱	竹茹三钱
橘皮一两	杏仁三钱	生石膏一两半	半夏三钱
厚朴三钱	苏子三钱	炙甘草二钱	茯苓三钱

三剂

8月6日复诊：声嘶哑、咳嗽已愈，脉亦不数但弦，近腰胁疼痛，大便稍溏。

柴胡四钱	半夏三钱	黄芩三钱	党参三钱
红花三钱	白芍五钱	旋覆花（包）三钱	当归二钱
川芎二钱	桂枝三钱	桃仁三钱	苍术三钱
泽泻三钱	郁金三钱	香附三钱	生姜三钱
大枣三枚	炙甘草二钱		

三剂

按：经期感冒，头痛身困，咳嗽声嘶哑，苔薄白，脉细数，予小柴胡加生石膏、杏仁、桔梗合半夏厚朴汤。药后诸症已愈，唯腰胁疼痛，月经量少色紫，大便溏。予小柴胡合桂枝茯苓丸加郁金、香附、苍术、泽泻治之。当年，药房无白术时，胡老以苍术代之。

【案49】感冒

刘某，女，28岁，病历号125107。

1963年7月27日初诊：患慢性肝炎。近日外感，多清涕，打喷嚏，头晕痛，脉稍数，舌赤，黄白苔。

嫩前胡三钱	桑叶三钱	菊花二钱	连翘三钱
薄荷一钱	半生石膏一两半	杏仁二钱	炙甘草二钱

二剂

7月29日复诊：外感已解，但肝区痛，胃亦疼，偏头痛，心烦躁。

柴胡四钱	白芍五钱	枳实三钱	旋覆花三钱
红花三钱	吴茱萸三钱	丹参一两半	当归三钱
茵陈八钱	郁金三钱	香附三钱	泽泻二钱
炙甘草二钱	川芎二钱	茯苓三钱	

三剂

按：肝病感冒，头晕痛、多喷嚏、流清涕，胡老每以桑菊饮去芦根加前胡治之。

【案50】感冒

关某，男，48岁，病历号126777。

昨日感冒，服西药发汗，现仍头痛头晕，口干口苦，脉浮略数，遗热未去也。

柴胡四钱	党参三钱	半夏三钱	黄芩三钱
生姜三钱	大枣三枚	炙甘草二钱	生石膏一两半

二剂

【案51】黄疸

翟某，男，41岁，病历号088784。

8月7日：身黄基本消失，食后脘已不痛，唇觉干，咽微痛，再依上方加减治之。

柴胡四钱	黄芩三钱	天花粉五钱	党参三钱
大枣三枚	桔梗三钱	五苓散五钱	茵陈一两半
桃仁三钱	当归二钱	生石膏一两	炙甘草二钱

三剂

【案 52】关节痛

王某，男，49 岁，病历号 016188。

1959 年 11 月 26 日：周身骨节疼痛已两年有余，食眠俱佳，二便正，口不能大开，四肢肌肉挛缩不张，口不干，服汤水则汗出，脉大，苔白，肌肉萎缩，历节痛。治以扶阳气，调荣卫，兼逐风湿，与桂枝加苓术附。

桂枝四钱	白芍六钱	生姜二钱	大枣四枚
炙甘草三钱	苍术五钱	川附子五钱	

二剂

已愈。

【案 53】下肢肿痛

刘某，男，31 岁，病历号 171220。

1959 年 12 月 15 日初诊：20 多天来，右下肢肿、重、痛，步行困难，针灸不愈。现下肢筋痛不能屈腰，不麻，左无名指发木，遇热痛减。1956 年曾患左腿痛，余无所苦。苔薄白而润，脉左弦而右沉。营卫失和，寒湿偏注，治以调营卫下寒湿。

桂枝三钱	白芍三钱	生姜二钱	大枣四枚
炙甘草二钱	苍术四钱	茯苓五钱	川附子四钱
大黄三钱			

六剂

12 月 22 日二诊：右腿疼未减，屈伸难，稍有麻木感，无红肿现象。身热不恶寒，口干不思饮，小便正，苔薄白，脉弦数有力。

赤芍三钱	白芍三钱	炙甘草三钱	生黄芪八钱
桂枝三钱	茯苓五钱	木防己三钱	

六剂

1960 年 2 月 1 日三诊：腿不麻，再以前法消息之。

| 生黄芪一两 | 桂枝四钱 | 木防己四钱 | 茯苓皮五钱 |
| 生姜二钱 | 炙甘草三钱 | 赤芍三钱 | 白芍三钱 |

六剂

4月5日四诊：病愈后，有时微觉酸麻，为求稳定效果，前来请开丸药处方。依前法拟如下：

生黄芪四两	桂枝二两	木防己一两半	赤芍六钱
白芍六钱	生姜八钱	当归二两	川芎二两
苍术五钱	炙甘草一两二钱		

细末蜜丸三钱重，每服1丸，日二服。

按： 右下肢肿痛且重，不能弯腰，以桂枝汤调营卫，合真武汤加大黄祛寒湿。继用芍药甘草汤合防己茯苓汤取效。

【案54】下肢麻木

耿某，男，40岁，病历号017061。

1959年12月24日初诊：下肢酸痛麻木，一年来未愈，头晕阵痛，手指发胀，恶寒，口中和，脉弦沉迟，寒湿之象。

| 桂枝三钱 | 白芍三钱 | 生姜二钱 | 大枣四枚 |
| 川附子四钱 | 苍术三钱 | 茯苓五钱 | 炙甘草二钱 |

二剂

12月26日二诊：头晕痛稍减，余症未已，舌黄白苔，再照上方加量附子为五钱，三剂。

12月29日三诊：下肢酸麻，指胀，头晕，恶寒均见，原方三剂。

1960年1月12日四诊：下肢麻木已除，受凉后唯有疼痛感，手足尚感麻胀，上方附子增至六钱，白芍增至四钱。

1月19日五诊：药后麻木已根除，唯时尚感酸，再为依上法加减治之。

按： 下肢疼痛麻木，头晕恶寒，口中和，脉沉迟，寒湿所致。治以调营卫，扶阳气，祛风湿。胡老常以桂枝汤合真武汤为治。

【案 55】痹证

任某，男，22 岁，病历号 091193。

1959 年 12 月初诊：周身关节痛已四年，受冷水浸所致，西医治疗无效。周身关节疼痛，手腕关节、指关节、两膝及踝趾关节均肿胀痛甚，不能行走，平时无汗，颈部关节与上下颌关节亦痛，睡、食、便均佳，舌苔中黄，脉弦滑数。

葛根四钱	麻黄三钱	桂枝三钱	白芍三钱
生姜二钱	大枣三枚	苍术四钱	川附子三钱
炙甘草二钱	生薏苡仁五钱		

三剂

按：痹证周身关节痛，不能行走，颈关节及上下颌关节亦痛。无汗而身痛属太阳，治以葛根汤合真武汤加生薏苡仁。

【案 56】脚气

陈某，女，46 岁，病历号 102062。

1963 年 4 月 23 日初诊：脚气（患者在外院服四十余剂药未已），现手足肿，有低热，已两月余未已，中医诊为风湿热证，但久治无效。现更食欲不振，心烦，时恶心，血压高，舌净无苔，脉浮数。内有停湿，外感风邪，邪困湿恋而致浮肿郁热之证，与桂枝芍药知母汤。

麻黄二钱	桂枝三钱	防风三钱	知母三钱
细辛一钱	白芍三钱	苍术四钱	川附子三钱
生姜二钱	炙甘草二钱		

二剂

4 月 26 日二诊：药后无任何变化，诸症如前，上方再加细辛为二钱，生石膏一两半，三剂。

4 月 30 日三诊：诸症减轻，手足早上已不肿，仅晚上有低热，上方改细辛三钱，三剂。

按：风湿热痹证，手足肿痛，时有低烧，病程较长，胡老常予桂枝芍药知母汤加细辛治之。胡老讲："本方有麻黄附子细辛汤证，解表散寒兼逐水饮。"

4月26日方，附子与生石膏同用为胡老经验。

【案 57】痹证合遗精

霍某，男，31 岁，病历号 089907。

1963 年 3 月 28 日初诊：曾在骨科治疗下颌关节疼痛，稍减。一年前发现张口时，下颌关节疼痛，继则嘴不能张大。近日张口时右下颌关节牵及右耳疼痛，遗精 4～5 日一次，睡眠不实，饮食二便均正常，腰亦不痛，小便时黄，脉弦，苔薄白。肝肾气虚，关节不利，风湿客入，因致痹痛。为仿二加龙牡，调营卫祛外邪，兼为益精强志之治。

桂枝三钱	白芍三钱	生姜二钱	大枣三枚
白薇三钱	炙甘草二钱	川附子三钱	生龙骨五钱
生牡蛎五钱			

三剂

5月21日复诊：下颌关节痛及遗精，服上药三剂而痊愈，至今未复发。咳嗽已月余，胸不闷，无痰，鼻涕稠黏而多，下午头重，目眩，食不佳，睡眠及二便均正常，苔薄白，脉弦。

桂枝三钱	茯苓三钱	五味子三钱	炙甘草二钱

三剂

按：慢性下颌关节疼痛，系肝肾气虚，风湿客入所致，给桂枝汤合《金匮》附《小品》二加龙骨汤再加生牡蛎为治，病愈未见复发。后因胸闷咳嗽，无痰，涕多黏稠，头重目眩，予苓桂味甘汤治其气上冲之咳嗽无痰。

【案 58】单侧下肢痛

赵某，男，病历号 081552。

1963 年 4 月 28 日：1961 年发现肝炎（同仁医院诊断），曾住院治疗，肝大，身无力，腹时胀，左下肢痛，余无所觉，脉弦。

桂枝三钱	白芍三钱	生姜三钱	大枣四枚
炙甘草二钱	川附子三钱	苍术三钱	大黄二钱

三剂

按：身体无力，下肢疼痛，寒湿所致，予桂枝汤合真武汤，若单侧下肢疼痛再加大黄。胡老讲："大黄同煎不后下。附子亦同煎，不先煎。"以下医案同此。

【案 59】双下肢痛

祁某，男，病历号 101777。

1963 年 5 月 24 日：四月中旬突然双腿、股、膝至胯疼痛，右腿尤重，难以步行，伸屈障碍。患肢有冷，身微恶寒，食不佳，不欲饮，二便正常。针灸效果不明显。

与桂枝汤加苓、术、附四钱，细辛一钱。

按：连服十余剂速效，丢杖而痊愈。

【案 60】耳鸣

陈某，男，29 岁，病历号 005007。

1963 年 4 月 29 日初诊：耳鸣头胀，已有数日，尤以下午为重，眠而多梦，饮食稍欠，二便正常，舌质胖嫩，苔极薄，脉沉细左为甚。以气虚为上，寒水乘于下，因致耳鸣头胀之证。

桂枝四钱	炙甘草二钱	生龙骨五钱	生牡蛎五钱

茯苓三钱	苍术三钱	吴茱萸二钱
		三剂

5月22日复诊：前症皆无，左膝关节于两周前肿痛，今肿痛减但以肿胀为甚，屈曲活动仍痛，外观不红不肿（曾有关节痛史），舌胖苔白脉沉。寒湿内袭，经脉不利。

桂枝三钱	白芍三钱	炙甘草二钱	生姜三钱
大枣四枚	苍术三钱	川附子三钱	
			三剂

按： 耳鸣头胀也有气虚、寒湿所致者，以苓桂术甘汤加龙牡、吴茱萸治之有效。

【案61】外感周身痛

孙某，女，63岁，病历号103382。

1963年5月17日初诊：周身疼痛已七年，经常痛，前天突然发热39.1℃，注射西药后，当天下午烧即退，过后周身疼痛加重，烦热，经常大汗出，口渴欲饮，口苦食少胸闷，大便三日未解，苔白，脉弦数。

葛根三钱	麻黄三钱	桂枝三钱	白芍三钱
生姜二钱	大枣三枚	苍术四钱	茯苓三钱
炙甘草二钱	附子三钱	生石膏一两半	
			三剂

5月20日二诊：进服前药，体痛显著减轻，仍有烦热，出汗，口渴，食少，胸闷。

桂枝三钱	白芍三钱	生姜二钱	大枣三枚
炙甘草二钱	苍术四钱	茯苓三钱	川附子三钱
			三剂

5月24日三诊：体痛已基本痊愈。

按：经常周身疼痛已七年，受寒发热，病情加重。复有汗出、口渴，大便三日未解。寒湿为本，继而受寒，太阳少阴同病，给葛根汤合真武汤，口渴便秘加生石膏。胡老有附子与大黄同用，有大黄附子汤为据。但附子与生石膏同用，不好理解。胡老临证时讲：若有风湿热脚肿如脱红肿热者，常以桂枝芍药知母汤加生石膏，治之有效（《国医圣手胡希恕经验良方赏析》101页桂枝芍药知母汤条下，有此说）。

【案 62】腰痛

张某，男，36 岁，病历号 094680。

1963 年 7 月 8 日初诊：近又腰痛，左重右轻。

桂枝三钱	白芍三钱	生姜三钱	大枣四枚
苍术三钱	茯苓三钱	川附子三钱	大黄二钱
炙甘草二钱			
			三剂

7 月 15 日二诊：腰偏侧痛显有减轻，仍宜续服三剂，以求安定其治。

7 月 22 日三诊：腰痛尚不了了，口干，再为和肝兼以活血之治。

柴胡四钱	黄芩三钱	天花粉六钱	生牡蛎五钱
桂枝三钱	干姜三钱	白芍四钱	杜仲三钱
桑寄生三钱	丹参五钱	苍术三钱	茯苓三钱
炙甘草二钱			
			三剂

按：腰痛偏于左侧，予桂枝合真武汤加大黄治之有效。复诊予柴胡桂枝干姜合芍药甘草汤加味治之。

【案 63】痹证（左侧上下肢麻木而痛）

率某，女，20 岁，病历号 106593。

1963 年 7 月 15 日初诊：左侧上下肢麻木而痛，活动不便，已半年余未愈。时呕吐，常嗳气，食欲不振，少气，大便干，小便正，舌滑黄苔，脉沉缓。经云：但半身不遂者此为痹，呕吐便干胃亦不和，舌滑苔黄，脉沉而缓，当有阴中伏阳之象，为行温下法。

桂枝三钱	白芍三钱	生姜三钱	大枣三枚
炙甘草二钱	炮附子三钱	苍术三钱	茯苓三钱
大黄三钱			

三剂

7 月 22 日二诊：药后呕吐已，嗳气，上下肢麻木而痛依然未解，但原有少腹硬已减轻很多，再以上方加减。

柴胡四钱	白芍四钱	枳实三钱	桂枝三钱
生姜三钱	大枣三枚	苍术三钱	茯苓三钱
炮附子三钱	大黄二钱	炙甘草二钱	

三剂

7 月 29 日三诊：上肢已不痛，下肢已有减轻，但未已，效不更方，再予原方三剂。

按：寒湿痹证，胡老常用桂枝汤合真武汤，若偏一侧痛或大便干，再加生大黄同煎，不后下。胡老常讲："以桂枝汤调和营卫，附子散寒松动寒邪，苍术利湿燥湿，再用大黄将湿邪排出。"

【案 64】痿痹（双下肢不能行动）

陈某，男，68 岁，病历号 106362。

1964 年 7 月 9 日初诊：1962 年 5 月左侧肢麻，逐渐转移右侧，近则下肢痿痹不能行动，并逐渐向上移，腰亦不能支持，坐立均感疼痛，口干欲饮，小便黄赤，四肢常冷，舌微有白苔，脉沉细。

血主左而气主右，病先于左而及于右，始为血痹，害及气机，因致营卫俱有不和，病始于经脉，终传于脏腑，腰骨不支，二便失调，已显侵其肾脏，为仿肾气丸法，以强其脏。

生地黄六钱	白芍四钱	当归三钱	川芎三钱
苍术三钱	茯苓三钱	泽泻三钱	桂枝三钱
川附子三钱	炙甘草二钱		

三剂

7月12日二诊：来人称述，药后显有减轻，下肢已稍能行动，眠食亦均有好转，仍与前方增生地黄为七钱，消息其治，三剂。

7月16日三诊：据述夹物自能行动，颇有好转，唯感咽痛，似有痰难咳之象，腰仍痛。

柴胡四钱	黄芩三钱	天花粉五钱	生牡蛎六钱
川芎三钱	苍术三钱	茯苓三钱	杜仲三钱
泽泻三钱	炙甘草二钱	桑寄生三钱	

三剂

【案 65】感冒风寒

李某，女，50岁，病历号092870。

1963年7月31日初诊：颈项强，两臂酸痛，活动不利，恶风寒。血因风痹，营卫不利，为散风寒，以调营卫为法。

桂枝三钱	葛根三钱	白芍三钱	生姜三钱
大枣四枚	炮附子三钱	苍术四钱	茯苓三钱
炙甘草二钱			

三剂

8月3日二诊：药后痛稍减，但仍汗出，心悸较甚，睡不佳，易惊好疑，再为调肝疏筋之法。

柴胡四钱	黄芩三钱	天花粉五钱	生牡蛎五钱
桂枝三钱	干姜三钱	生黄芪五钱	木防己三钱
苍术三钱	茯苓三钱	炙甘草二钱	白芍三钱

三剂

8月6日三诊：臂酸痛轻，但下肢活动不利，汗出已正常，再以桂枝加黄芪祛风邪以和营卫为法。

| 生黄芪八钱 | 桂枝三钱 | 白芍三钱 | 生姜三钱 |
| 大枣四枚 | 炙甘草二钱 | | |

三剂

8月13日四诊：肢酸痛减轻，但尚未已，心悸、汗出亦未尽去，仍与上方增黄芪为一两，加生牡蛎五钱、苍术二钱，三剂。

8月20日五诊：心悸已，肢酸痛、汗出亦显有减轻，故仍与上方增苍术为三钱治之，三剂。

8月27日六诊：肢酸痛、汗出渐有好转，再与上方加减消息之，方用：桂枝加黄芪汤（黄芪一两）加茯苓三钱、炒白术三钱、木防己三钱，三剂。

按： 颈项强，臂酸痛，恶风寒，营卫不利，予桂枝加葛根汤合真武汤。复诊有汗自出，予桂枝加黄芪汤。黄芪由八钱加至一两。

【案66】痹证（周身窜痛）

胡某，女，31岁，病历号090019。

1963年7月17日初诊：身患窜痛，时而肝区，时而足跟，时而肩背，短气心悸，腹胀满，饮食二便尚好。

柴胡四钱	黄芩三钱	天花粉五钱	生牡蛎三钱
桂枝三钱	干姜二钱	白芍四钱	枳实四钱
苍术三钱	吴茱萸二钱	当归三钱	茜草五钱
炙甘草二钱	泽泻三钱		

三剂

7月22日二诊：肝功能正常，诸痛已，腹满心悸解，但小便赤并有热感，再仿猪苓汤法，以治其水。

猪苓三钱	滑石四钱	茯苓三钱	泽泻三钱
生薏苡仁一两	大黄五分	生阿胶三钱 _(烊化)	

三剂

7月31日三诊：小便灼热感已解，药已月经适来，腹又胀，胁又疼，时噫气，再与7月17日方加橘皮五钱，三剂。

按：患者素有肝病，又患全身窜痛，肝区、足跟、肩背俱痛，胡老善用柴胡桂姜汤。因心悸腹胀而合四逆散加味，取效。柴胡桂枝干姜汤，胡老称柴胡桂姜汤，陈慎吾称柴胡姜桂汤。

【案 67】低热

张某，女，37岁，病历号127160。

1964年7月9日初诊：恶风，无汗，关节痛，一月来午后低热。

葛根三钱	桂枝三钱	麻黄三钱	生姜三钱
大枣三枚	苍术四钱	生薏苡仁五钱	炮附子三钱
生石膏一两	炙甘草二钱	白芍三钱	

三剂

7月16日二诊：症如前述无大变化，唯有汗出，苔根白腻，脉弦略滑。

生黄芪八钱	桂枝三钱	白芍三钱	生姜三钱
大枣三枚	炙甘草二钱	当归三钱	苍术三钱

三剂

7月23日三诊：关节痛显有减轻，但肝区痛，疲倦无力，食不佳，再调治肝。

按：关节痛、恶风、无汗、午后低热，予葛根汤加生石膏合真武汤，因药房无茯苓，胡老以生薏苡仁代之。复诊，唯有汗出，予桂枝加黄芪汤加味治之。

【案 68】腰腿痛

弗某，男，29 岁，病历号 109795。

1964 年 6 月 2 日初诊：头晕、肝区胀痛胸闷气短，饮食尚可，腰仍痛，右腿关节痛，并且发凉，喜温，睡可，大便日二三行，且稀不成形，心悸，脉滑数，苔薄白而滑。

桂枝三钱	白芍四钱	生姜三钱	炙甘草二钱
大枣四枚	苍术三钱	茯苓皮三钱	炮附子三钱
大黄二钱			

三剂

6 月 9 日二诊：头已不晕，肝区胀痛，恶心不吐，胸闷气短，腰疼，关节疼均瘥，大便日一行，正常，小溲黄、量少，心悸，脉弦滑数，舌质淡红，苔薄白，仍予前方三剂为治。

7 月 28 日三诊：近日感冒，口干头晕，时有恶心，脉细微数。

柴胡桂枝汤加生石膏一两半，桔梗三钱，三剂。

【案 69】腰痛

宋某，女，40 岁，病历号 619130。

8 月 5 日：服药诸症原有好转，现则腰痛甚，头晕，心悸，烦躁，脉弦细。

柴胡四钱	黄芩三钱	天花粉五钱	生牡蛎八钱
桂枝三钱	干姜二钱	白芍四钱	当归三钱
川芎三钱	苍术三钱	泽泻三钱	吴茱萸二钱
炙甘草二钱	丹参一两		

三剂

按：腰痛，头晕，心悸，脉弦细，为虚寒之证，予柴胡桂姜合当归芍药散治之。因药房无茯苓，又有头晕，遂以吴茱萸代之。

【案 70】腰胁痛

张某，男，41 岁，病历号 118756。

7 月 29 日：腹胀已，大便好转，唯腰胁及下肢仍有痛楚感，脉沉细。

柴胡四钱	天花粉八钱	黄芩三钱	生牡蛎五钱
桂枝三钱	干姜二钱	白芍五钱	当归三钱
川芎三钱	茯苓三钱	苍术三钱	泽泻三钱
牛膝三钱	炙甘草二钱		

三剂

按：腰胁及下肢有痛楚感，脉沉细，予柴胡桂姜合当归芍药散加牛膝为治。

【案 71】脱发（风湿）

梁某，女，32 岁，病历号 114678。

1963 年 12 月 4 日初诊：脱发已有七八年，既往曾患胃炎、肺结核。现有风湿性关节炎，阴雨天全身关节均感酸痛，口干欲饮水，易疲乏，劳则头痛，食眠二便正常，月经正常，舌苔白薄腻，脉弦细。风邪湿气久舍不去，皮肤营养失调影响发落，为祛风湿以固卫气，进行观察。

生黄芪六钱	茯苓四钱	木防己三钱	生石膏一两半
苍术三钱	桂枝二钱	生姜二钱	大枣三枚
炙甘草二钱			

三剂

12 月 14 日复诊：药后未显不适，上方加党参三钱、当归三钱，三剂。

按：此为脱发之风湿论，用桂枝加黄芪汤合木防己汤治之。药材防己的品种较为复杂，使用地区较为广泛的有两种：马兜铃科植物广防己，药材又名木防己；防己科植物粉防己，药材又名汉防己。青风藤的根在河南、四川又作药用防己。

【案 72 】脱发（寒湿）

郭某，男，31 岁，病历号 114680。

1963 年 12 月 4 日初诊：脱发已有四五年，近一二年脱发更甚，时而头晕、易疲乏。于七八年前，因腰扭伤，患腰肌劳损，两膝患风湿性关节炎，阴雨天感觉沉重。性情急躁、易汗出，饮食正常，二便一般，舌质胖，苔薄白，脉细弦。营卫不和，表气不固，风寒湿常客于关节，致肤失和，毛发脱落，时而头晕，自不外气冲夹湿上犯征象，为和营卫以祛风湿为治。

桂枝三钱	白芍三钱	生姜三钱	大枣四枚
苍术四钱	茯苓四钱	炙甘草二钱	川附子三钱

三剂

按：此为脱发之寒湿论，治以调和营卫，散寒祛湿，方用桂枝汤合真武汤。

【案 73 】胁痛

李某，男，35 岁，病历号 114078。

1963 年 11 月 23 日初诊：诊断为慢性肝炎。

1962 年 12 月曾患黄疸型肝炎，迄今黄疸已解，但仍右胁痛引后腰痛，同侧胸亦痛，大便干，小便正常，口干欲饮，食尚佳，舌无苔，脉弦微数。

肝郁气滞故胁痛引及胸背，移热于胃故口干欲饮，法宜疏肝调胃。

柴胡四钱	白芍五钱	枳实四钱	半夏三钱
黄芩三钱	旋覆花三钱	红花三钱	丹参一两
吴茱萸二钱	沙参三钱	炙甘草二钱	

三剂

11 月 26 日二诊：药后胸胁痛已，但尚微有不舒感，脉弦亦不数，上方既效，仍宜续服消息之，三剂。

12 月 2 日三诊：除右胁尚有时痛外，余无所苦，故再以上法加减治之。

柴胡四钱	白芍五钱	枳实四钱	旋覆花三钱

| 红花三钱 | 丹参一两半 | 茵陈一两 | 郁金三钱 |
| 香附三钱 | 吴茱萸三钱 | 炙甘草二钱 | |

三剂

12月5日四诊：症渐减轻，现只胸胁窜痛，已无定处，脉尚弦数。

柴胡四钱	天花粉八钱	黄芩三钱	生牡蛎五钱
桂枝三钱	干姜二钱	旋覆花三钱	赤芍三钱
白芍三钱	红花三钱	丹参一两	吴茱萸二钱
郁金三钱	香附三钱	炙甘草二钱	

三剂

12月6日五诊：诸症见减，右胁有时仍疼痛，晨起胸胁胀满不适，打呃，其他尚佳，小溲时而发黄，苔根白腻，脉弦数。

柴胡四钱	白芍四钱	半夏三钱	栝楼一两
薤白三钱	旋覆花三钱	橘皮五钱	枳实三钱
生姜三钱	红花三钱	丹参一两	郁金三钱
香附三钱	炙甘草二钱		

三剂

12月23日六诊：胁痛显有减退，但胸尚时痛，并有噫气，故仍依原方加减消息之。

按：胁痛引及胸背，先予大柴胡合旋覆花汤加活血药，后予四逆散合栝楼薤白汤及栝楼牡蛎散。

【案74】肝炎兼外感

孙某，男，37岁，病历号102130。

1963年9月7日初诊：前医诊断慢性肝炎。近心悸、目眩、肢痛，胁亦时痛，脉稍弦数，嗜睡，不欲食，恶心，外感风寒，内传少阳之象。

| 柴胡四钱 | 半夏三钱 | 黄芩三钱 | 桂枝三钱 |
| 白芍三钱 | 生姜三钱 | 大枣四枚 | 党参三钱 |

炙甘草二钱

三剂

9月12日二诊：外感解，恶心、肢痛等症已，脉弦不数，胁痛，食则噫气，烧心，口苦，仍属肝胃不和之象。

柴胡四钱	半夏三钱	黄芩三钱	厚朴三钱
橘皮八钱	苏子三钱	旋覆花三钱	茯苓三钱
吴茱萸三钱	生姜二钱	党参三钱	大枣三枚
当归三钱	白芍四钱	郁金三钱	香附三钱
炙甘草二钱			

三剂

11月6日三诊：除胁有时痛外，无其他症状，情况很好，舌净无苔。

柴胡四钱	白芍四钱	枳实三钱	旋覆花三钱
生牡蛎五钱	红花三钱	丹参一两	吴茱萸三钱
郁金三钱	香附三钱	炙甘草二钱	

三剂

11月19日四诊：目不欲睁，口干，身倦酸痛，右胁及腰部亦作疼，早晨10时上症发作甚，饮多，食不香，夜寐梦多，二便正常，自觉身热，苔反滑，脉弦细。

| 桂枝三钱 | 白芍三钱 | 生姜三钱 | 大枣四枚 |
| 炙甘草二钱 | | | |

三剂

11月25日五诊：上述各症基本不显，胁有时微疼，但为时亦不多，再为调达肝气兼和营卫。

| 柴胡四钱 | 黄芩三钱 | 党参三钱 | 桂枝三钱 |
| 白芍三钱 | 生姜二钱 | 大枣三枚 | 炙甘草二钱 |

三剂

1964年1月4日六诊：口干欲饮，口臭，胁时痛，脉弦数，肝郁胃热之象。

| 柴胡四钱 | 党参三钱 | 半夏三钱 | 黄芩三钱 |

| 生姜三钱 | 大枣四枚 | 炙甘草二钱 | 生地黄四钱 |
| 生石膏一两半 | 牡丹皮三钱 | | |

三剂

1月13日七诊：口干好转，胁尚疼，大便不畅，但脉已不数。

柴胡四钱	白芍三钱	半夏三钱	黄芩三钱
桂枝三钱	桃仁三钱	牡丹皮三钱	茯苓三钱
枳实三钱	大黄二钱	生姜三钱	大枣四枚
炙甘草二钱			

三剂

1月24日八诊：口干差，胁痛轻，但食道觉热之感嘈杂，予半夏泻心汤三剂。

2月4日九诊：嘈杂已，食道不觉热，食欲好转，仍与上方消息之。

至4月11日，已痊愈，肝功能正常，上班。

按：本病案为肝病外感，太阳少阳并病，外感风寒，内有肝胃不和，胁痛嗜睡，食差恶心，先予小柴胡汤合半夏厚朴汤，再合吴茱萸汤加味。后因胁痛、大便干，予大柴胡汤合桂枝茯苓丸。最后因食道热，胃嘈杂，予半夏泻心汤。

【案75】肝炎浮肿

李某，女，26岁，病历号080739。

1963年12月10日初诊：据述，肝炎浮肿，经常有低热，体温在37.2℃、37.3℃、37.4℃、37.5℃不等，但自觉恶寒而不觉热，颜面潮红，下午为重，头晕，口干欲饮，肩背酸，右胁痛，小便少，时欲呕，脉弦数。

柴胡四钱	半夏三钱	黄芩三钱	党参三钱
白芍三钱	生姜三钱	大枣四枚	生石膏一两半
炙甘草二钱	五苓散三钱 (布包煎)		

三剂

1964年1月18日二诊：项背拘急痛，咳嗽欲呕，脘闷不欲食，脉细稍数。

| 桂枝三钱 | 葛根三钱 | 白芍三钱 | 生姜三钱 |
| 大枣四枚 | 茯苓三钱 | 炙甘草二钱 | 附子二钱 |

三剂

4月18日三诊：近日恶心又作，肩背作痛未除，且头眩而痛，常有筋惕之象，纳食少思，小便量少而赤。

| 桂枝三钱 | 生姜三钱 | 大枣四枚 | 炙甘草二钱 |
| 五苓散四钱（布包煎） | 白芍三钱 | | |

三剂

按：肝炎浮肿，又有恶寒低热，背酸胁痛，口干欲呕，能饮，小便少，予小柴胡加生石膏汤再加白芍五苓散。二诊，以项背拘紧而痛，脉细微数，予桂枝加葛根汤再加茯苓、附子。三诊，恶心又作，肩背痛，筋惕，小便少而赤，予桂枝汤合五苓散。当年药房有五苓散之散剂。

【案76】紫癜

程某，女，33岁，病历号053892。

1961年4月29日初诊：素有肝大，肾下垂，关节痛，子宫附件已切除。今时有鼻衄、便血和过敏性紫癜，头晕疲乏、恶寒、腹胀、大便溏，苔薄白，脉弦细。

柴胡四钱	桂枝三钱	黄芩三钱	白芍五钱
生姜三钱	川附子三钱	党参三钱	当归四钱
川芎四钱	白术三钱	茯苓三钱	泽泻三钱
大枣三枚	炙甘草二钱		

三剂

6月17日二诊：药后诸症减轻。目前又复吐衄血，量多，紫斑又作。

柴胡四钱	桂枝三钱	黄芩三钱	白芍五钱
炮姜二钱	川附子三钱	党参三钱	当归三钱
川芎三钱	白术三钱	茯苓三钱	泽泻三钱

丹参一两半	阿胶三钱(分冲)	炙甘草二钱	茵陈一两

三剂

6月27日三诊：吐衄已，紫斑减轻，但下肢肿，关节痛。

桂枝三钱	党参三钱	苍术三钱	生姜三钱
川附子三钱	赤芍三钱	当归四钱	川芎四钱
茯苓三钱	丹参一两	阿胶三钱(分冲)	炙甘草二钱
白芍三钱			

三剂

按： 肝病胃病以致体虚，紫癜反复发作。疲乏，恶寒，腹胀便溏，苔白脉弦细。当用温法补之，以柴胡桂枝汤和当归芍药散及真武汤治之。

【案77】荨麻疹

张某，男，30岁，病历号007099。

1963年5月25日初诊：常患身痒瘾疹，经西医治疗，时作时止，近又发鼻干有血，口干头晕，大便燥结，舌苔微黄，脉浮数。脉浮数，身头面痒而瘾疹为风邪之象，便结鼻口干为热有内伏之征，拟祛风解热为治。

菊花一两	防风三钱	蒺藜三钱	连翘三钱
桂枝三钱	炙甘草一钱半	生姜二钱	大枣三枚
生石膏一两半			

三剂

5月28日复诊：瘾疹头面身痒已愈，故仍依法以消息之。

菊花八钱	连翘三钱	防风三钱	蒺藜三钱
桂枝三钱	生石膏一两半	生姜二钱	大枣三枚
炙甘草二钱	牡丹皮四钱	茯苓五钱	桔梗二钱

二剂

按： 桂枝去芍药加生石膏汤加祛风解热药以治荨麻疹。

【案 78】腮腺炎

客某，男，成人，病历号 081044。

1963 年 5 月 22 日初诊：两侧腮腺慢性肿大，不疼不红，胁痛，遗败精，小便黄，脉弦，苔薄白。曾在本院内科治疗不愈。

柴胡四钱	黄芩三钱	半夏三钱	党参三钱
生姜三钱	大枣四枚	生石膏一两半	生薏苡仁八钱
炙甘草二钱	蒲公英五钱	金银花五钱	牡丹皮三钱

六剂

5 月 29 日二诊：药后腮腺肿大见消，但头痛较重，咽干稍痛，不欲饮，饮食不佳。

柴胡四钱	黄芩三钱	半夏三钱	党参三钱
生姜三钱	大枣四枚	生石膏一两	炙甘草二钱
牡丹皮三钱	生薏苡仁一两	吴茱萸二钱	

二剂

6 月 3 日三诊：药后腮腺肿大见消，时头晕，口热，食睡不佳。给小柴胡加生石膏一两、牡丹皮三钱、生薏苡仁一两，三剂。

按：胡老讲："腮腺慢性肿大，服小柴胡加生石膏汤加味而痊愈。"

【案 79】阴挺

孙某，女，71 岁，病历号 104580。

1963 年 8 月 17 日初诊：宿有阴挺，时轻时重。右下肢今痛重，心胸有堵闷感，畏声音，心动悸，仍宗前法兼为消痰气去满闷之治。

柴胡四钱	黄芩三钱	半夏三钱	厚朴三钱
苏子三钱	茯苓五钱	天花粉四钱	生牡蛎五钱
桂枝三钱	干姜二钱	生黄芪八钱	木防己三钱
苍术三钱	当归三钱	炙甘草二钱	白芍四钱

六剂

8月27日复诊：下肢痛，心动悸，胸闷等症均有减轻，故再与原方，减生黄芪为五钱，三剂。

按： 胡老讲："本病隐疾阴挺已愈，上方仍可作为调理，经常服一二剂。"

【案80】月经失调

罗某，女，23岁，病历号091079。

1962年10月10日初诊：本病为慢性胃病，每月定时疼痛，胃呆不知饥，以致不欲纳食，心动悸。善乏精神，嗜卧，健忘。此因曾经撞车，外伤震荡所致。月事常不按时下，来则量少，脉来失律不整而动速，谨此先拟和胃法。

辨证：本病初诊，心脾肾虚，心虚动悸，脾虚胃呆，肾虚髓海不足善忘。

党参一钱	炙甘草二钱	北沙参二钱	橘皮五钱
茯苓三钱	石斛三钱	炒白术三钱	吴茱萸三钱
清半夏二钱	川黄连四钱		

本病1962年11月6日由其家属来云：服用前方恢复了健康，本人现在去了东北，食量增，体重加，今又法原意，拟香砂六君子加味制蜜丸与之，又与上方服之。

1963年7月18日：本病心脾俱虚，妇科经病，月事异常，逢期不至，一贯如此。据此脉弦细，心悸动惕，胃脘不适，饮食差纳少，谨此拟用益脾养心调经之法，分别先次治之。

何首乌三钱	生、熟地各三钱	杭白芍四钱	泽兰叶三钱
云茯苓三钱	制香附三钱	炒白术三钱	南红花二钱
老陈皮八分	台乌药三钱	广木香一钱	生甘草二钱

三剂

7月22日：本病详情已如前述，经服前方诸症尚未变化，日来腹中疠然而痛，发胀，仍拟增益中焦为先，法原意治之。

何首乌三钱	广木香二钱	杭白芍四钱	川楝子三钱
云茯苓三钱	台乌药三钱	炒白术三钱	酒元胡二钱

北柴胡二钱	龙眼肉三钱	炙香附三钱	炙甘草二钱

三剂

以上为张志纯大夫诊治，以下为胡老诊治。

1963 年 7 月 30 日：病情详如上证，大抵中气久虚，水谷不行，津液失和，而致经行不利，因仿温经汤法制方如下：

温经汤去阿胶加苓、术、益母草，三剂。

按：本病案前期由附院张志纯诊治，认为心脾肾俱虚。7 月 30 日胡老接诊。认为本病为津虚血少之瘀血证，瘀血不去，新血不生，而用温经汤。当时，胡老奉学院通知，曾去清华大学义诊，女大学生多有此证，常以温经汤取效。

【案 81】昏厥

范某，女，33 岁，病历号 000972。

7 月 8 日初诊：素有风湿性心脏病近连日发作昏厥，不省人事，周身作痛，心下支结，气上不来，脉沉细。

柴胡四钱	黄芩三钱	天花粉六钱	生牡蛎一两
桂枝三钱	茯苓五钱	干姜二钱	白芍三钱
桃仁三钱	牡丹皮三钱	炙甘草二钱	

三剂

7 月 27 日复诊：药后昏厥痊愈。

按：胡老曰："此病类似痉病，源于津液失调之故也。本病为虚证兼有瘀血，予柴胡桂枝干姜汤合桂枝茯苓丸治之。"

【案 82】水肿

赵某，女，37 岁，病历号 042896。

1963年5月20日初诊：头疼头晕，复视，有时晕倒，神志不清，心悸，有时睡眠不好。1959年起全身肥胖，畏寒，食欲、性欲减退，腋毛及阴毛脱落明显，大便干，尿好，无生育史。

印象：内分泌疾患，肥胖病，黏液性水肿。

5月24日复诊：头晕，发胀，短气，易烦急，因恐怕体胖，不敢多食，故影响食欲不佳，不思食，口干不欲思饮，大便二三日一行，干燥，小便不多。睡眠多梦，舌苔白，脉沉细弦，下肢按之凹陷，西医诊断如前。

柴胡四钱	黄芩三钱	半夏三钱	白芍三钱
枳实三钱	桂枝三钱	桃仁三钱	牡丹皮三钱
茯苓三钱	大黄三钱	生姜三钱	大枣三枚
苍术三钱			三剂

按：5月20日有病历，无处方。胡老5月24日接诊，肥胖水肿较甚，但有头痛复视，神志不清，时有晕倒，心急易烦，大便干燥，2～3日一行，脉沉细弦。胡老谓："属脑系病变，瘀血在里，当下之。"故先以大柴胡合桂枝茯苓丸下其瘀血，加苍术则行水，尔后治其水肿。

【案83】感冒

郭某，女，成人，病历号071081。

1963年8月19日初诊：颈项强不适，咳嗽，头晕，口苦干，多汗出，时有发烧，有胁痛恶心，少腹胀。据述感冒后遗有上述各证，久久不愈。

柴胡四钱	半夏三钱	黄芩三钱	党参三钱
桂枝三钱	白芍三钱	生姜三钱	大枣四枚
厚朴四钱	苏子三钱	茯苓三钱	橘皮六钱
炙甘草二钱	生石膏一两半		三剂

8月22日二诊：发热，汗出，恶心等症已，尚稍咳，头觉胀，脘时灼热，

有时泛酸，喜噫气，少腹胀。胃犹未和也。

上方加旋覆花三钱、苍术三钱、吴茱萸二钱、橘皮增为八钱，三剂。

8月27日三诊：咳已减，而胃口痛，少腹仍稍胀，脉沉细，里虚多寒之象，法宜调之以甘温。

党参三钱	吴茱萸三钱	半夏三钱	厚朴四钱
苏子三钱	茯苓三钱	橘皮八钱	生姜二钱
旋覆花三钱	红花三钱	炙甘草二钱	大枣四枚

三剂

按：感冒久不愈，颈不舒，咳嗽，口干苦，时有发热，胁痛，恶心，腹胀，治以柴胡桂枝加生石膏合半夏厚朴汤。本案陈皮用至八钱。

【案 84 】癔病

张某，女，21 岁，病历号 024285。

1963 年 5 月 23 日初诊：身体颤抖不能自主，以下肢右腿为甚，心胸闷乱不舒，四肢厥冷，喜悲伤欲哭，有时神识不清，头痛嗜睡，夜寐不安，噩梦纷纭，五心烦热，食欲不振，经来量少，脉沉细欲绝。

柴胡四钱	枳实三钱	芍药三钱	炙甘草三钱
桂枝三钱	茯苓四钱	牡丹皮三钱	桃仁五钱
小麦一两半	大枣四枚	吴茱萸二钱	苍术三钱

三剂

按：胡老讲："本病为癔病，常以本方连服多剂而取效。"方用四逆散合桂枝茯苓丸，再合甘麦大枣汤，加吴茱萸、苍术（或白术）。

【案 85 】痒疹

于某，男，40 岁，病历号 007246。

1963年12月26日初诊：皮肤起痒疹，两腿较甚，腿与脚已肿，小溲微浊、泡沫多，舌净，脉数。

麻黄二钱	生姜二钱	大枣三枚	生石膏一两
桂枝三钱	白芍三钱	苍术四钱	荆芥二钱
防风三钱	炙甘草二钱		

二剂

12月28日复诊：痒疹症情稍减，仍发痒，两腿仍肿，身倦无力，微恶寒，食不佳，小便浑浊。

麻黄三钱	生姜二钱	大枣三枚	桂枝三钱
白芍三钱	知母三钱	生石膏一两半	荆芥三钱
防风三钱	苍术四钱	炙甘草二钱	

三剂

按：过后胡老讲，此患者痊愈。痒疹又有腿脚肿，用越婢加术合桂枝汤加荆防后，症稍减，两腿仍肿，改用桂枝芍药知母汤减附子加生石膏、荆防而愈。

【案86】慢性肾炎

彭某，女，成人，病历号缺失。

慢性肾炎，服越婢加术汤加茯苓六剂后，又服实脾利水之剂。

橘皮八钱	大腹皮三钱	半夏三钱	厚朴三钱
砂仁二钱	苏子三钱	桂枝三钱	茯苓三钱
泽泻三钱	苍术三钱	猪苓三钱	桃仁二钱
大腹子三钱			

三剂

【案87】浮肿、黄汗

韩某，女，40岁，病历号102231。

1964年7月22日初诊：来人称述，近又浮肿，出黄汗，腰疼口苦且渴。

生黄芪一两	桂枝三钱	白芍三钱	生姜三钱
大枣三枚	木防己三钱	茯苓皮五钱	生石膏一两半
苍术四钱	炙甘草二钱		

三剂

7月27日复诊：浮肿、黄汗均减轻，但腰尚强急而痛，口干苦有黄苔。与柴胡桂枝干姜汤合木防己茯苓汤加白芍、杜仲、大枣。三剂。

按：浮肿又出黄汗，腰疼口苦且渴，予桂枝加黄芪汤合木防己去人参汤加茯苓、苍术。浮肿、黄汗减轻，但仍有腰强急，口干苦苔黄，予柴胡桂姜汤合木防己汤加味治之。

【案88】尿路感染

高某，男，40岁，病历号071233。

腰痛，小便时尿道疼痛、灼热，小溲黄少，尿口有黏腻之物附着，且感疼痛、发红而热，常觉心烦，午后身热，两手发胀，身倦无力，头疼寐少。

猪苓三钱	茯苓三钱	泽泻四钱	滑石四钱
生阿胶三钱	生薏苡仁一两	柴胡四钱	桂枝三钱
干姜三钱	黄芩三钱	天花粉三钱	生牡蛎五钱
大黄二钱	炙甘草二钱		

三剂

复诊又用方：上方去干姜（大便干）加炒山栀三钱，三剂。

按：尿路感染，尿道口红热疼痛，有分泌物，本应用导赤散。但患者腰痛身倦，头疼寐少，久治不愈。胡老诊为虚证，予猪苓汤加大黄合柴胡桂姜汤，药后效果很显著。此患者在本院内科治疗两年，效不明显。

【案 89】初诊尿路感染

周某，男，35 岁，病历号 131544。

1964 年 7 月 29 日初诊：胸闷已差，但头尚晕。据患者述，久有溲后尿道疼痛之症，近来又有发作。舌苔厚腻，脉虚数，湿热之象。

猪苓四钱	泽泻五钱	茯苓三钱	滑石五钱
生薏苡仁一两半	生阿胶(烊化)三钱		大黄三钱

三剂

8 月 3 日复诊：药后小便黄减退，尿道疼已，头晕有减轻，咽中如有物难去，脘仍微痞，时有恶心，微盗汗出，脉弦细。

半夏四钱	厚朴三钱	生姜三钱	苏子三钱
橘皮五钱	柴胡四钱	黄芩三钱	党参三钱
大枣三枚	生石膏一两半	炙甘草二钱	五苓散三钱

三剂

按：患者小便后尿道疼痛，脉虚数，苔厚腻，久治不愈。胡老诊为湿热使然，予猪苓汤加生薏苡仁、大黄同煎，三剂而愈。后因咽中如有物，脘痞恶心，予半夏厚朴汤合小柴胡加生石膏汤。方中以五苓散水丸代茯苓。

【案 90】尿血

蔡某，男，其余信息缺失。

小便初头见红赤（血水），右胁及背痛，腿疼，头亦痛，腹微胀。

柴胡四钱	白芍四钱	枳实三钱	桂枝三钱
桃仁三钱	茯苓皮三钱	牡丹皮三钱	猪苓三钱
泽泻三钱	生阿胶三钱(分冲)	炙甘草二钱	滑石三钱

三剂

按：小便时，最初尿液色红有血，右胁及背痛，下肢亦痛，并有头痛腹胀。胡老诊有瘀血，予四逆散合桂枝茯苓丸再合猪苓汤，为治。

【案 91】慢性肾盂肾炎

杨某，女，37 岁，病历号 131511。

1964 年 7 月 20 日初诊：小便时又复热痛，协和医院检查为兼有慢性肾盂肾炎。

猪苓四钱	泽泻三钱	茯苓三钱	滑石五钱
生阿胶三钱	大黄三钱	生薏苡仁一两半	

三剂

7 月 24 日复诊：小便热痛解，但腰痛，头紧，肩背酸，下肢沉，口干，舌苔白，脉弦紧。

麻黄三钱	桂枝三钱	生姜三钱	大枣三枚
生石膏二两	苍术三钱	炙甘草二钱	白芍三钱

三剂

按： 前诊，小便时热痛，反复发作，协和医院诊为慢性肾盂肾炎，予猪苓汤加大黄同煎。后诊，小便热痛已解，又有头紧、肩背酸腰痛、下肢沉重、苔白脉紧为感受风寒，予越婢加术汤合桂枝汤。

胡老每遇尿路感染，尿急、尿痛、尿血或有分泌黏液，常用猪苓汤加生薏苡仁、生大黄，疗效很好。生大黄一定要同煎，不能后下。同煎时大黄活血祛瘀，没有腹泻。后下时大黄攻积泻下，有腹泻。

【案 92】失眠

吴某，女，成人，病历号 003673。

7 月 30 日初诊：胃已不疼，腹胀减轻。近以失眠，大量服西药，又感颜面麻，手亦麻，头痛，心悸而烦，舌苔黄腻，汗多。

生黄芪四钱	党参三钱	桂枝三钱	茯苓三钱
木防己三钱	白芍三钱	当归三钱	生石膏一两半

吴茱萸二钱	苍术三钱	泽泻四钱

三剂

8月6日复诊：服上药很好，舌苔已去，经来头晕，疼身酸腰酸，口干。颜面麻、烦躁、失眠等症又作，再仿温经汤法治之。

半夏三钱	生姜三钱	吴茱萸三钱	麦冬三钱
白芍四钱	当归三钱	川芎二钱	苍术三钱
泽泻四钱	茯苓三钱	生枣仁五钱	生黄芪四钱
炙甘草二钱	党参三钱	桂枝三钱	

三剂

按： 初诊，颜面及手有麻木感，予黄芪桂枝五物汤去姜枣。舌苔黄腻，汗多心烦，予木防己汤。头痛失眠，予吴茱萸汤去姜枣合泽泻汤。以上三方合用，取效。复诊，有月经适来，失眠头晕，面麻腰酸，仿温经汤法治之。

【案93】腰背痛

刘某，女，42岁，病历号048484。

1964年7月21日：腰背痛，胁痛，经常浮肿，睡多梦，脉弦。

柴胡四钱	黄芩三钱	天花粉五钱	生牡蛎六钱
桂枝三钱	干姜二钱	白芍四钱	当归三钱
丹参五钱	旋覆花三钱	生黄芪三钱	泽泻四钱
木防己三钱	炙甘草二钱	苍术三钱	

三剂

按： 胡老讲："半表半里阴、虚、寒的厥阴病，常有肩背酸痛或腰背痛，有此证即可用柴胡桂姜汤治之，有兼证可视证合方用之。"

【案94】浮肿

徐某，男，49岁，病历号103355。

1963年5月17日初诊：近20天以来，头面四肢浮肿较重，经服西药及中药减轻，但不能根除，小便化验正常。现症：饮水之后头面、两手及前臂、两腿均肿胀较甚，出汗之后则减轻。口干苦，欲饮水，胸闷，吐白痰，食后恶心。牙龈肿痛，口臭，饮水多时则减轻。大便正常，小便黄少，时有热痛感。两膝以下有冷感。舌苔黄厚腻，脉弦。

脾虚不健，水湿停蓄。虽有汗出而肿势不消，拟以益气健脾利水退肿治之。

木防己三钱	党参三钱	桂枝三钱	茯苓三钱
黄芪五钱	生石膏二两	苍术三钱	生姜三钱
大枣三枚			

三剂

5月20日二诊：头、身、四肢浮肿显著减轻。服药一剂后肿势大减，时觉两腿及腹部有疼痛、瞤动不适之感觉，此乃药后水湿行动之象。现症：两膝以下冷感减轻，周身轻快，口渴减轻。小便增多且较通利，热感减轻，大便正常，药后稍觉胃部胀闷不适，喉中有黏痰，少有咳嗽，苔厚腻，脉弦。上方改茯苓为四钱，黄芪为六钱，加半夏三钱、厚朴三钱、苏子三钱，三剂。

6月8日三诊：两腿浮肿，下午较重，腿上肉瞤动，小便少，肠鸣便溏，每日一次，不欲食，咳嗽白稠，痰较多。恶心、口苦减轻，出汗减少。舌苔已不黄，转为白腻，脉弦沉。

防己五钱	党参三钱	桂枝三钱	生石膏一两
苍术四钱	生姜三钱	大枣三枚	茯苓三钱
黄芪八钱			

三剂

6月11日四诊：服上药第二剂后，时觉腿瞤动，约半分钟过后，两腿轻快，肿势显消。但耳鸣、头晕较重，口苦口干欲饮水，目干，恶心，口臭，大便溏，日一次，小便有热、色不黄，舌苔厚腻，色白，脉弦小数。胡老谓此热象为水气已动上冲之象，上方加桂枝为四钱，生石膏一两半，炙甘草二钱，吴茱萸一钱，制其上冲，头晕耳鸣即会减轻。

按：头面四肢浮肿较甚，口干且苦，饮多尿少，胸闷有白痰，似为溢饮。但其人双膝以下有冷感，大便溏。虽有龈肿口臭，小便黄，为虚热化为水气上冲之象。治以木防己汤、防己黄芪汤、防己茯苓汤，三方合用去甘草，加强利水逐饮消肿之作用。仅服 1～2 剂，即可取得明显效果。5 月 17 日用方与 6 月 11 日用方，均使用此方取效，两次用药剂量略有小异，请细研。

【案 95】肝硬化

刘某，男，54 岁，病历号 118318。

1964 年 2 月 10 日初诊：慢性肝炎，肝硬化，仿茯苓导水法三剂（未记录）。

2 月 18 日二诊：面肿消减，余无进退，小便赤少，时有恶心，肝区时痛。

柴胡四钱	半夏三钱	黄芩三钱	白芍三钱
枳实三钱	桂枝三钱	桃仁三钱	茯苓三钱
椒目三钱	葶苈子二钱	木防己三钱	大黄三钱
牡丹皮三钱	生姜三钱	大枣四枚	

三剂

2 月 21 日三诊：服药后诸症减轻，偶尔仍觉肝区痛，或微欲呕，口干不欲饮，食纳正常，大便稍软，小便色黄，睡眠尚佳，舌苔根黄，脉弦细。

生黄芪五钱	桂枝三钱	茯苓四钱	木防己三钱
生姜三钱	大枣四枚	苍术三钱	炙甘草二钱

三剂

2 月 26 日四诊：服药后，肝区未痛，已不欲呕，只是大便数，小便黄赤量少，腹微胀，上方加砂、蔻仁各二钱，橘皮三钱，泽泻三钱。三剂。

3 月 3 日五诊：药后面肿时有减轻，腹尚微胀，小便略增，但色仍黄，仍宗前意加减治之。

生黄芪五钱	桂枝三钱	党参三钱	砂仁二钱

豆蔻仁二钱	橘皮五钱	苍术三钱	泽泻三钱
木防己三钱	茯苓三钱	生姜三钱	猪苓三钱
大枣四枚			

六剂

3月13日六诊：面肿胀，下肢沉重，仍不了了，为仿越婢汤法以治其水。

| 麻黄三钱 | 生姜三钱 | 大枣四枚 | 生石膏一两半 |
| 苍术四钱 | 茯苓皮三钱 | 炙甘草二钱 | |

三剂

3月17日七诊：浮肿明显减退，但尚未已，仍宜原方消息之，三剂。

按：本病为慢性肝炎发展为早期肝硬化。其主症为浮肿及肝区疼痛，兼有欲呕，小便赤少。2月18日处方，着重以大柴胡合桂枝茯苓丸，活血行瘀以治肝区疼痛，兼用己椒苈黄丸行水消肿。2月21日处方，以防己黄芪合防己茯苓汤专行利水消肿，药后肝区痛减，已不欲呕。说明本病肝硬化虽有瘀血，实为病水大于病血，故胡老在3月13日的处方中加大利水之力度，专以越婢加术汤再加茯苓皮宣肺利水，患者浮肿明显减退。本病三次诊疗，层次分明，突出方证辨证绝不拖泥带水，避免了随意加减之弊。

【案96】失眠

张某，女，65岁，病历号缺失。

多年不愈的失眠治例。失眠只是一证，关系病变极多，但若依据当时的全有脉证，讲求适应方剂的选用，均可应手取效。兹举一例，藉供参考。

1959年11月28日初诊：据称多年失眠，久治无效。心悸烦，头晕，口干，汗出。剧则一二日不得暂时眠，轻则虽暂得眠，但梦扰不已。舌白苔而干质红，脉数虚，右手为甚。统观各证属虚烦景象，而心悸烦、头晕、汗出等亦确为酸枣仁汤的适应证。以多梦不安，故加味龙牡以安心神。

| 生枣仁一两 | 知母四钱 | 茯苓五钱 | 川芎三钱 |

生牡蛎八钱	生龙骨四钱	炙甘草二钱

三剂

12月1日二诊：服前药后，睡眠稍安，但仍心悸烦；头晕，汗出，口干，不欲饮，原方去龙骨合当归芍药散及苓桂术甘汤与之。

生枣仁八钱	知母三钱	白芍四钱	当归三钱
川芎三钱	桂枝三钱	白术三钱	茯苓五钱
生牡蛎五钱	炙甘草二钱		

三剂

12月5日三诊：服上方后，一切为证消失，为安定其治，仍属照上方服三剂。

按：胡老书写失眠病历，翔实清晰，突出失眠多年，心悸烦，头晕汗出，舌苔白而干，舌质红，脉虚数，右手为甚，为阴虚有热，虚劳虚烦不得眠，予酸枣仁汤。因多梦不安，加生牡蛎、生龙骨。枣仁、龙牡均生用，且不用先煎为要。若此失眠症见舌苔腻厚，舌质不红，就应给半夏泻心汤加生石膏。

【案97】高血压

高血压的治例。中医不只无其名，且更未及里。适应全面症状而讲求方药治疗的中医，反较详知病理专求降低血压治疗的西医，更有疗效。今举一例，以供参考。

裴某，男，38岁，门诊号012742。

1959年9月11日初诊：西医确诊高血压病，194/110mmHg，有头晕，耳鸣，失眠，目久视发胀痛，口干，口苦，舌苔微黄，脉沉细。头晕耳鸣为气血上冲之象，目胀痛，口干苦为肝实多热之征，失眠由于瘀热，舌苔黄渐成里实，脉沉细者，血液上攻于头脑，而不充于血脉也。

桂枝三钱	桃仁四钱	白芍三钱	枳实三钱
柴胡四钱	当归三钱	川芎三钱	白术三钱
茯苓六钱	泽泻四钱	黄芩三钱	栀子三钱

| 大黄三钱 | 炙甘草一钱半 | | |

三剂

9月15日二诊：服上药自觉诸症差，血压降为163/100mmHg，故仍依上法加牡蛎四钱，三剂。

9月19日三诊：一般情况颇好，仍依前法加减之。

柴胡四钱	黄芩三钱	半夏三钱	枳实三钱
白芍三钱	生枣仁五钱	知母三钱	炙甘草一钱
牡蛎三钱	当归三钱	川芎三钱	茯苓五钱
苍术三钱	泽泻四钱	栀子三钱	

三剂

9月22日四诊：血压160/100mmHg，睡眠好转。

柴胡四钱	黄芩三钱	半夏三钱	枳实三钱
白芍三钱	生枣仁六钱	龙骨三钱	牡蛎五钱
当归三钱	川芎三钱	茯苓五钱	苍术三钱
泽泻四钱	生石膏一两	炙甘草一钱	

四剂

9月26日五诊：血压140/90mmHg，为证速差，再为依法以消息之。

按：年轻力壮患高血压病，证属少阳阳明。始因头晕耳鸣，口干口苦，为郁热在里，双目胀痛，为兼有瘀血，以四逆散合桂枝茯苓丸当归芍药散治之。继因眠差，以大柴胡合当归芍药散及酸枣仁汤治之。

【案98】阑尾炎

齐某，男，19岁，病历号014296。

1960年1月24日初诊：患者月前患亚急性阑尾炎，住六院治疗而愈。不久徒感头晕痛，口干嗜饮，少腹痞痛，于1959年10月19日，由本院栾志仁、陈申芝二位大夫治疗两月有余，效不明显。详查：右下腹按之痛剧，乃知其未愈解也，当下之。

牡丹皮五钱	桃仁四钱	冬瓜子三钱	生薏苡仁八钱
白芍四钱	炙甘草二钱	大黄二钱	芒硝二钱（分冲）

二剂

1月26日二诊：自称一切好转，再接上方去薏苡仁，三剂。

2月1日三诊：按之患处尚痛，食后亦痛，病犹未尽之象。

柴胡四钱	白芍四钱	枳实三钱	牡丹皮五钱
桃仁四钱	冬瓜子四钱	当归三钱	大黄三钱
炙甘草三钱			

三剂

2月5日四诊：食后仍时痛，脉已实而有力，仍宜为逐瘀之治。

柴胡四钱	白芍四钱	枳实三钱	当归三钱
川芎三钱	桃仁三钱	茯苓三钱	生薏苡仁五钱
炙甘草三钱			

三剂

2月8日五诊：脉缓痛减，大致已愈，再以上法消息之。前方加冬瓜子三钱，三剂。

按：慢性阑尾炎，右下腹痛按之痛剧，食后亦痛。先以大黄牡丹合芍药甘草汤加生薏苡仁治之，继以四逆散加当归、川芎、桃仁、薏苡仁、茯苓而愈。就腹痛一症而言：大黄牡丹皮汤证之腹痛，拒按，轻按即痛，重按则痛加重，医者指下有抵抗感。小建中汤证之腹痛，轻按有痛，重按则痛减轻，患者自感舒服一点，医者指下无抵抗感。

【案99】慢性肾炎

冯某，女，30岁，病历号006422。

1958年夏开始面部及下肢浮肿，经协和医院诊为慢性肾炎。1950年曾患子宫大出血。1959年9月3日初诊时，当有头晕、腰痛、欲呕、心悸、身倦及面足肿等症。

白芍四钱	当归三钱	川芎三钱	桂枝三钱
茯苓五钱	泽泻四钱	柴胡四钱	苍术二钱
白术二钱	黄芩三钱	半夏三钱	党参二钱
生姜二钱	大枣四枚	炙甘草二钱	

四剂

9月14日二诊：药后证差，但药停又作。

白芍四钱	黄芪四钱	当归三钱	川芎三钱
桂枝三钱	茯苓八钱	猪苓三钱	党参三钱
生姜三钱	柴胡四钱	黄芩三钱	苍术二钱
大枣四枚	木防己三钱	白术二钱	

三剂

9月17日三诊：药后颇知，只足踝部有浮肿，仍腰痛，小便少，脉沉细无力，原方增量黄芪为五钱、木防己为四钱，五剂。

9月22日四诊：为证大致良转。

白芍四钱	当归三钱	川芎三钱	生地八钱
茯苓五钱	白术三钱	泽泻四钱	附子二钱
肉桂一钱			

三剂

9月26日五诊：为证益见好转，故仍主上方三剂。

9月29日六诊：一切均好，但足尚微觉胀，于前方增量附子三钱，加桂枝二钱、苍术二钱，五剂。

10月6日七诊：谓因"十一"假期劳累稍有不适，近又感冒，微咳、鼻干，久坐则四肢发胀，手足凉，昨日经来量多，腰疼疲乏。

柴胡四钱	当归三钱	川芎三钱	白芍三钱
桂枝三钱	炮姜二钱	牡蛎五钱	天花粉四钱
茯苓五钱	白术三钱	泽泻三钱	炙甘草二钱

三剂

10月10日八诊：下午四肢胀，按之有凹陷，腰不疼，但头晕，饮食尚好，睡眠正常，上方加猪苓四钱，三剂。

10月13日九诊：四肢肿胀消退，再与上方去炮姜加吴茱萸三钱，三剂。

10月17日十诊：谓服药甚知，因又依前法加减。

柴胡五钱	半夏三钱	黄芩三钱	炮姜三钱
当归三钱	川芎三钱	白芍四钱	桂枝三钱
牡蛎五钱	天花粉四钱	茯苓五钱	泽泻四钱
猪苓四钱	炙甘草二钱	苍术二钱	白术二钱

三剂

10月22日十一诊：据述前日劳累，病又加重，头晕目眩，口干不欲饮，小便少色黄，腹胀，胁微痛，恶心欲呕，不思饮食，面微浮肿，腿胀腰痛。

柴胡五钱	黄芩三钱	白芍三钱	半夏三钱
生姜三钱	炙甘草二钱	大枣四枚	桂枝三钱
茯苓五钱	猪苓四钱	苍术二钱	白术二钱
泽泻三钱	当归三钱	川芎三钱	

三剂

10月29日十二诊：药后头晕、头痛未作，小便正常，并谓经协和医院检查肾功能，诸项均有好转，但仍两腿肿胀，腰亦疼痛，口干饮水不多，因又与下方三剂。

柴胡五钱	黄芩三钱	白芍三钱	半夏三钱
生姜二钱	炙甘草二钱	大枣四枚	桂枝三钱
猪苓四钱	泽泻三钱	茯苓五钱	苍术二钱
天花粉四钱	当归三钱	川芎三钱	木防己三钱
白术二钱			

11月4日十三诊：腿肿轻，肢胀腰痛轻，小便正常，诸症轻，原方五剂。

11月19日十四诊：腿肿轻，间或有时面目及腿浮肿，二便正常，但头如冒物，脉沉，苔白。

柴胡四钱	桂枝三钱	黄芩三钱	天花粉三钱
白芍三钱	吴茱萸三钱	当归三钱	川芎三钱
茯苓五钱	猪苓四钱	泽泻三钱	苍术二钱
白术二钱	炙甘草二钱		

三剂

11月26日十五诊：每逢月经来，经期为7～10天，月经量少。腰痛，小腹隐痛，时头晕腰痛较甚。心悸，口干思饮，小便频少，但浮肿减轻，并带来协和医院11月20日化验结果，显示病情好转。

柴胡四钱	桂枝三钱	炮姜三钱	天花粉四钱
白芍四钱	生牡蛎五钱	黄芩三钱	茯苓五钱
白术三钱	泽泻三钱	当归三钱	川芎三钱
炙甘草二钱			

三剂

11月28日十六诊：心悸除，小便增多，口干减，足胀减，睡转佳，梦减少，因与原方三剂。

12月1日十七诊：腰痛、腿胀减轻，小便正常，心悸、口干亦有好转，唯近日纳食不佳，食后觉胀满，夜梦仍多，上方加厚朴三钱、香附三钱，三剂。

12月12日十八诊：一切为证良转，左眼浮肿未尽消，再与上方加猪苓、木防己各三钱，三剂。

12月24日十九诊：症状大有好转，左腿浮肿已减，唯经后仍少腹时疼，腰疼、腿胀、倦怠无力等症，又与前方三剂。

1月5日二十诊：病近向愈，唯腰不行，余症故已，下方三剂。

柴胡四钱	黄芩三钱	桂枝三钱	炮姜三钱
白芍四钱	天花粉三钱	当归三钱	川芎三钱
茯苓五钱	白术三钱	泽泻三钱	牡蛎五钱
炙甘草二钱			

1月12日二十一诊：带来协和化验结果，尿常规现已正常，但较为贫血。

柴胡四钱	黄芩三钱	白芍四钱	吴茱萸二钱
当归三钱	川芎三钱	茯苓三钱	白术三钱
桂枝三钱	炙甘草二钱	天花粉五钱	生牡蛎五钱

三剂

1月19日二十二诊：无其他不适，照服上方三剂。

1月26日二十三诊：一切自觉症状消失，但早起时指头尚觉胀硬，又与下法。

柴胡四钱	半夏三钱	党参三钱	黄芩三钱
生姜二钱	大枣三枚	白芍四钱	当归三钱
川芎三钱	桂枝三钱	茯苓五钱	白术三钱
炙甘草二钱			

三剂

金匮肾气丸（水丸），三两，每晚服二钱。

2月6日二十四诊：服药甚适，仍与上方三剂。

2月16日二十五诊：为病大致已愈，为拟下方以消息安定之。

柴胡四钱	黄芩三钱	天花粉四钱	炮姜二钱
桂枝三钱	当归三钱	川芎三钱	白芍四钱
生牡蛎八钱	茯苓三钱	白术二钱	炙甘草二钱

三剂

4月19日二十六诊：又复前来，谓停药已久，一切安适，但近又见腿肿而尿常规正常，因于上方加车前子三钱，三剂，并嘱服桂附地黄丸，可保稳定。

按：慢性肾炎，头面及四肢浮肿。病久复有贫血，头晕欲呕，心悸腰疼，予柴胡桂枝汤合当归芍药散。停药后，病又复发，予黄芪防己合当归芍药散。又因劳累及感冒，经来量多，腰疼手足凉，予柴胡桂枝干姜汤合当归芍药散。总之，本病始末离不开当归芍药散。最后以肾气丸稳定疗效。

【案 100】慢性肝炎

孙某，男，年龄不详，病历号 018861。

1960 年 2 月 1 日初诊：1956 年曾患黄疸，近有头晕，肝区痛，嗳气，眠不佳，多梦等症，经西医院检查肝功能失常，诊为慢性肝炎。

柴胡四钱	半夏三钱	黄芩三钱	党参二钱
旋覆花二钱	白芍四钱	生代赭石五钱	炙甘草一钱
枳实三钱	当归三钱	川芎三钱	香附三钱

白术三钱	茯苓皮五钱	茵陈五钱

三剂

2月5日二诊：药后略知，上方去党参加茵陈一两，生牡蛎五钱，三剂。

2月8日三诊：胁痛轻，近咳嗽不止，当先治咳。

柴胡四钱	半夏三钱	黄芩三钱	桑叶三钱
杏仁三钱	苏子三钱	厚朴三钱	茯苓三钱
桔梗三钱	橘皮三钱	生姜二钱	大枣五枚
旋覆花三钱	炙甘草一钱	生石膏一两	

三剂

2月13日四诊：咳已，再治其肝炎。

柴胡四钱	半夏三钱	黄芩三钱	白芍四钱
枳实三钱	当归三钱	川芎三钱	香附三钱
茯苓五钱	白术三钱	茵陈八钱	车前子三钱
炙甘草二钱			

三剂

2月16日五诊：昨日建工局职工医院化验结果 SGPT：255，余项已正常，药后证差未已，照上方三剂。

2月29日六诊：上方连服九剂，右胁尚痛，腰久立则酸。

柴胡四钱	白芍四钱	枳实四钱	当归三钱
川芎三钱	郁金三钱	香附三钱	青皮三钱
桂枝二钱	茯苓三钱	白术二钱	茵陈一两
炙甘草三钱			

三剂

3月3日七诊：痛减轻，而鼻有血痂，上方去青皮、桂枝，三剂。

3月8日八诊：近二日多梦睡不安。

柴胡四钱	黄芩三钱	天花粉三钱	生牡蛎八钱
桂枝三钱	白芍四钱	当归三钱	川芎三钱
茯苓三钱	白术三钱	香附三钱	茵陈一两

炙甘草二钱

三剂

3月12日九诊：疼痛消失，眼觉良转，但尚多梦，腰仍感不适，胁下尚觉痞闷，与上方加枳实三钱、郁金三钱，三剂。

3月19日十诊：为证益有进步，有过劳、有饥不欲食之情。

柴胡四钱	桂枝三钱	炮姜二钱	天花粉三钱
生牡蛎八钱	黄芩三钱	当归三钱	川芎三钱
茯苓皮三钱	白芍四钱	白术三钱	香附三钱
郁金三钱	茵陈一两	炙甘草一钱	

三剂

3月22日十一诊：肝区尚有压痛，食后稍感气上冲，欲呕。

柴胡四钱	白芍四钱	枳实四钱	吴茱萸三钱
当归三钱	川芎三钱	香附三钱	茯苓五钱
茵陈八钱	炙甘草二钱		

三剂

3月26日十二诊：为证逐渐退去，兹经协和医院检验肝功能已完全恢复正常。

柴胡四钱	半夏三钱	黄芩三钱	白芍四钱
枳实三钱	当归三钱	川芎三钱	香附三钱
生姜三钱	茯苓三钱	茵陈八钱	大枣三枚

三剂

3月29日十三诊：肝区痛大致愈，但腰弱，久立感酸痛，睡尚不佳。

柴胡四钱	黄芩三钱	天花粉三钱	生牡蛎八钱
桂枝三钱	白芍四钱	当归三钱	川芎三钱
茯苓三钱	白术三钱	茵陈五钱	炙甘草一钱

三剂

4月2日十四诊：睡眠渐好，腰酸痛未知，痰、嗽又时作，因于上方加橘络三钱、炮姜三钱，三剂。

4月4日十五诊：睡眠及腰酸益趋良转，但未尽已，再为依法加减之。

柴胡四钱	黄芩三钱	天花粉三钱	生牡蛎八钱
白芍三钱	当归三钱	川芎三钱	香附三钱
桂枝三钱	炮姜二钱	橘络三钱	茵陈五钱
炙甘草一钱			

三剂

4月8日十六诊：为证益趋好转，以肺有结核，嘱其联系医院，肝病已愈，与上方三剂，以求安定其治。

4月12日十七诊：一切为证颇为安定，上方去茵陈加沙参、茯苓、白术各二钱，三剂。

4月15日十八诊：一切为证减退，与上方去炮姜加茯苓、沙参各三钱。

4月19日十九诊：诸症安定，与下方三剂，并嘱停药观察。

柴胡四钱	黄芩三钱	天花粉三钱	生牡蛎八钱
桂枝三钱	炮姜二钱	白芍四钱	当归三钱
川芎三钱	香附三钱	茯苓皮三钱	白术三钱
茵陈五钱	炙甘草二钱		

三剂

按：本病由黄疸转为慢性肝炎，肝区痛，头晕噫气，眠差多梦。正气已虚，予小柴胡加茵陈合旋覆代赭汤，因气血不足再合当归芍药散。继用大柴胡去大黄、姜枣合当归芍药散，以车前子代泽泻，加茵陈八钱而取效，肝功能化验正常。最后用柴胡桂枝干姜汤，以炮姜代干姜，合当归芍药散以茵陈代泽泻善后调理。

【案 101】黄疸型肝炎

宋某，女，7岁，病历号 014096。

原发黄疸型肝炎，经西医治疗未已，于 1959 年 12 月 15 日来院就诊，迄 12 月 26 日初次接手治疗。

| 柴胡四钱 | 半夏三钱 | 黄芩三钱 | 白芍三钱 |
| 枳实三钱 | 大黄二钱 | 栀子三钱 | 茵陈一两 |

生姜二钱	大枣三枚		
			三剂

12月29日二诊：二次来诊，一切为证良转。

柴胡四钱	白芍三钱	半夏三钱	黄芩三钱
枳实三钱	桂枝三钱	茵陈一两	茯苓五钱
白术三钱	猪苓四钱	车前子三钱	生姜二钱
大枣三枚			
			三剂

1960年4月19日来诊，谓一切症状消失，经西医检查，肝尚大，肝功能正常，并稍咳，与下方三剂以消息肝大。

柴胡三钱	白芍三钱	枳实三钱	当归二钱
川芎二钱	茯苓三钱	白术二钱	炙甘草一钱
茵陈三钱			
			三剂

按：原发黄疸型肝炎，以大柴胡合茵陈蒿汤治之。大黄同煎，不后下，茵陈用量一两。继以大柴胡汤减大黄加茵陈合五苓散，以车前子代泽泻治之，诸症消失。最后以四逆散合当归芍药散去泽泻，治其肝脏略大。

【案102】肝脾肿大、腹水

赵某，门诊号015178，住院号000572。

1959年11月5日初诊：患者于两年前发现肝脾肿大，全身黄，下肢浮肿，经中医治疗稍差，不久又复作，中西医治疗不效，西医诊为肝脾肿大、贫血，原因不明。兹查面色浮肿萎黄，目黄，头晕，耳鸣，口苦干，嗜饮，大便干，小便黄赤，气短胸闷，胁胀痛，心悸，失眠，四肢浮肿，肝脾肿大，显有腹水，诊脉弦数。

柴胡四钱	半夏三钱	黄芩三钱	白芍四钱
枳实三钱	吴茱萸三钱	桂枝三钱	茯苓五钱

苍术二钱	白术二钱	当归三钱	川芎三钱
泽泻五钱	猪苓五钱	茵陈一两	香附二钱
炙甘草二钱	大腹皮五钱		

三剂

11月10日二诊：药后小便通利，气短好转，仍与上方一剂，本日起住院，以后即以本方随症加减药物治之。至1960年1月11日，一切好转出院。今来信谓病情更有好转，并介绍柳某前来门诊治疗。

按： 目黄，口干苦能饮，大便干小便黄赤，予大柴胡汤去大黄、姜枣，加茵陈。四肢浮肿有腹水合用五苓散加大腹皮。气血不足湿气重合当芎药散。胸闷胁胀加香附，湿气重之头晕加吴茱萸。

【案103】肝炎

张某，女，14岁，门诊号017749。

患者于1959年9月11日发病，经第六医院、儿童医院确诊为肝炎，并在以上医院治疗两周，即后转市中医医院诊治，迄12月31日不愈，乃来本院诊治。当时肝大一指，肝功不正常，并有胁痛、腰痛、腹痛、头晕、便溏等症，经陈慎吾大夫主治两个月，六易其方如下：

（1）柴胡三钱	杭芍三钱	枳实二钱	炙甘草二钱
当归三钱	川芎二钱	茯苓三钱	白术二钱
泽泻三钱			
（2）当归三钱	川芎三钱	赤芍六钱	茯苓四钱
白术四钱	泽泻四钱	茵陈八钱	柴胡三钱
枳实二钱	炙甘草二钱	香附三钱	
（3）陈皮三钱	厚朴四钱	苍术二钱	白术二钱
炙甘草二钱	桂枝尖三钱	茯苓四钱	猪苓四钱
泽泻四钱			
（4）陈皮三钱	厚朴四钱	苍术三钱	白术三钱

炙甘草三钱	当归三钱	川芎三钱	赤芍五钱
茯苓四钱	泽泻四钱	桂枝三钱	
（5）陈皮三钱	厚朴四钱	苍术三钱	白术三钱
炙甘草二钱	桂枝三钱	茯苓六钱	猪苓四钱
泽泻六钱	生地四钱		
（6）陈皮三钱	厚朴四钱	苍术三钱	白术三钱
炙甘草二钱	桂枝三钱	茯苓六钱	猪苓四钱
泽泻四钱	当归三钱	川芎三钱	赤芍五钱

以下为胡老接诊治疗过程。

1960 年 3 月 7 日：经以上治疗病情减轻，唯仍胁痛、腰腹痛。

柴胡四钱	白芍四钱	枳实四钱	桂枝三钱
当归三钱	川芎三钱	茯苓三钱	白术三钱
茵陈一两	香附三钱	炙甘草二钱	

三剂

3 月 10 日：胁痛减轻，与原方三剂。

3 月 15 日：症显著减轻，又照上方加车前子三钱，三剂。

3 月 24 日：经儿童医院化验结果：TTT 为 10 单位，但余已正常。肝区仍痛，大便微溏，又与下方三剂。

柴胡四钱	半夏三钱	黄芩三钱	白芍三钱
枳实三钱	旋覆花三钱	当归三钱	川芎三钱
香附三钱	茵陈一两	茯苓皮五钱	炙甘草二钱

3 月 29 日：为证逐愈，仍依法做以下加减，三剂。

柴胡四钱	半夏三钱	黄芩三钱	党参二钱
生姜三钱	白芍四钱	当归三钱	川芎三钱
香附三钱	茯苓三钱	白术二钱	大枣四枚
茵陈八钱	炙甘草一钱		

4 月 5 日：腹痛减轻，胁痛未已，上方去党参加吴茱萸三钱，三剂。

4 月 12 日：症渐近愈，与下方三剂。

柴胡四钱	白芍四钱	枳实三钱	吴茱萸三钱
丹参五钱	沙参三钱	当归三钱	川芎三钱
香附三钱	茯苓三钱	白术三钱	茵陈五钱
炙甘草二钱			

4月18日：月经过月未来，小便微黄，右胁尚有时痛，又与下方三剂。

柴胡四钱	白芍四钱	当归三钱	川芎三钱
枳实四钱	三棱二钱	莪术二钱	茯苓三钱
白术三钱	茵陈八钱	香附三钱	炙甘草二钱

4月21日：肝区痛差，但尚未尽已，上方再与三剂。

按：陈慎吾老师是伤寒家、教育家、临床家。陈老1961年给我们年级讲《伤寒论》大课，并进行了全程录音（老式转盘录音机）。陈胡二位老师关系很好，经常对决围棋，胡老胜多输少。本病案有陈慎吾老师六次诊疗处方，但缺少证情记录。陈老为中医教育事业，辛劳一生，学生众多。谨此抄录老师的六则临证处方，以表缅怀之念。

胡老接诊，肝炎胁痛，腰腹痛，先予四逆散合苓桂术甘汤加归、芍、香附、茵陈，效果明显。后予小柴胡合当归芍药散去泽泻加香附、茵陈调理。

【案104】慢性肝炎

籍某，男，29岁，病历号109795。

1964年3月13日初诊：慢性肝炎。腹胀时欲呕、不欲食，胁亦痛，口苦轻，大便溏，脉弦数，近体重显有减轻。

柴胡四钱	白芍四钱	枳实三钱	半夏三钱
橘皮五钱	生姜三钱	吴茱萸三钱	大枣四枚
苍术二钱	炙甘草二钱		

三剂

3月17日二诊：服前二剂颇感轻快，三次服则效不显，脉仍弦数，左少腹胀，既有饮复有瘀也。

柴胡四钱	白芍四钱	枳实三钱	桂枝三钱
桃仁三钱	牡丹皮三钱	桔梗三钱	茯苓六钱
当归三钱	牛膝二钱	炙甘草二钱	

三剂

3月23日三诊：服药后效果颇著，饮食香甜，胃脘舒适，左少腹仍有胀堵现象，大便量少，微溏，苔白，脉弦数，上方加苍术三钱。

3月27日四诊：药后均有好转。

3月31日五诊：胁痛已除。

4月4日六诊：左上腹有时痞闷，纳佳，寐良，偶有头昏，大便日一行，稍溏，小溲稍黄，脉弦数而弱，苔白少腻。

柴胡四钱	白芍四钱	枳实四钱	桂枝四钱
半夏三钱	苍术三钱	桃仁三钱	牡丹皮三钱
茯苓皮三钱	桔梗三钱	当归三钱	牛膝二钱
生姜三钱	炙甘草二钱		

三剂

4月7日七诊：证候均好转，唯脘部胀闷，下午腰稍痛，饮食、小便好转，大便溏，苔薄滑，脉弦数。

柴胡四钱	半夏三钱	党参三钱	黄芩三钱
天花粉六钱	橘皮五钱	桂枝三钱	白芍四钱
生姜三钱	大枣三枚	当归三钱	枳实三钱
香附三钱	炙甘草二钱		

三剂

5月11日八诊：最近证情较稳，自前天脐下疼痛，下利白冻，里急后重，昨日下午下利八次，下肢软弱，舌苔黄而干，脉濡滑。

半夏四钱	党参三钱	黄芩三钱	黄连三钱
干姜三钱	大枣三枚	炙甘草二钱	

三剂

5月17日九诊：肝区稍痛，下利白冻、里急后重已愈。

6月2日十诊：头晕，肝还胀痛，胸闷气促，饮食尚可，腰仍痛，右腿关节痛，并发凉喜温，睡眠尚佳，大便日二三行，且稀不成形，小便量少且白，心悸，脉滑数，苔白而滑。

桂枝三钱	白芍四钱	生姜三钱	大枣四枚
苍术三钱	茯苓三钱	炮附子三钱	大黄二钱
炙甘草二钱			

三剂

6月9日十一诊：头已不晕，肝区胀痛，恶心不吐，胸闷、气短、腰疼、关节疼均差，大便日一行，正常，小溲黄量少，心悸，脉弦数滑，舌质淡红，苔薄白。

柴胡四钱	半夏三钱	黄芩三钱	白芍四钱
枳实三钱	生姜三钱	大枣三枚	桂枝三钱
桃仁二钱	牡丹皮三钱	桔梗三钱	茯苓三钱
大黄二钱	炙甘草二钱		

二剂

6月16日十二诊：药后症状均见减轻，照服上方。

按：慢性肝炎，腹胀欲呕，胁痛不欲食，口苦大便溏，予大柴胡汤去黄芩、大黄合橘枳姜汤加吴茱萸、苍术，效果不明显。胡老认为，本病既有饮复有瘀也，予四逆散合桂枝茯苓丸加牛膝、当归、桔梗，效果颇著。

就诊期间，脐下痛，下利白冻，里急后重，大便日八次，予半夏泻心汤三剂而愈。药后，腰及右腿关节痛，下肢发凉喜温，大便日2～3行，予桂枝合真武汤加大黄。附子不先煎，大黄不后下，二药同煎。药后诸症均差。胡老经验，一侧下肢关节疼痛，加生大黄同煎。

经方治病，认证不认病，有是证必用是方。虽有慢性肝炎，又有新病。前诊湿热下利，后诊风湿痹证，证治截然不同。

【案105】慢性肝炎

葛某，男，42岁，军人，病历号123970。

1964年4月26日初诊：患慢性肝炎已三年未愈，现仍经常浮肿，脘腹胀，低烧，大便溏，食欲不振，时欲呕，口干黏无味，肝区发热，背亦发热，胸觉闷痛，头时痛晕，心悸烦，齿常出血，小便赤少，身倦无力，手发热，易汗出，有时烧心，噫气。肝功能：SGPT 300 单位，TFT（+++），舌白薄苔，脉弦数。肝病已久，脾气沉衰，因致以上肝胃不和诸症。

柴胡四钱	白芍四钱	半夏三钱	黄芩三钱
生姜三钱	栝楼一两	橘皮八钱	枳实三钱
党参三钱	吴茱萸三钱	桂枝三钱	桃仁三钱
牡丹皮三钱	茯苓三钱	苍术三钱	当归三钱
泽泻四钱	大枣三枚	蒲公英三钱	

三剂

7月6日赴疗养院疗养迄今，肝功能异常波动，SGPT 502 单位，TTT（++），TFT（+++），血小板77000，近日小便少，色红赤，尿淋沥不畅，时汗出（阵发性）肝区热胀，手心热，食欲不振，身无力，少腹胀，面浮肿，脉弦数。

猪苓四钱	茯苓三钱	滑石五钱	泽泻四钱
生阿胶三钱（烊化）	生薏苡仁一两	大黄五钱	

三剂

7月9日：药后小便增多，色浅黄……（以下病历缺失）

按： 慢性肝炎已三年，浮肿脘腹胀，欲呕，肝区及背发热，烧心易汗出，齿龈出血，小便赤少，大便反溏，予大柴胡合桂枝茯苓丸加减治之。复诊肝功能异常，小便少色赤，尿淋不畅，肝区及手心热，疲乏无力，予猪苓汤加生大黄五钱，生薏苡仁一两。大黄用量较大，与药同煎，不后下。

【案106】慢性肝炎

孙某，男，48岁，病历号044190。

1963年7月18日（陈慎吾诊）：肝区疼，右腹下侧疼，肩背疼痛，脉弦。

南柴胡四钱	桂枝三钱	干姜三钱	生牡蛎四钱

| 天花粉四钱 | 黄芩三钱 | 炙甘草三钱 | 元胡三钱 |

鳖甲煎丸，每服二钱。二剂，效再二剂。

以下为胡老治疗过程。

1964 年 7 月 23 日：症益减退，肝功能已大恢复，腰尚稍酸，今胃、肝区不舒，睡不甚佳，脉弦略迟，再依前法加减处之。

柴胡四钱	黄芩三钱	天花粉一两	生龙骨八钱
生牡蛎八钱	桂枝三钱	干姜三钱	白芍三钱
当归三钱	川芎三钱	枸杞子三钱	苍术三钱
茯苓三钱	泽泻三钱	生枣仁五钱	生石膏一两半
炙甘草二钱			

三剂

8 月 6 日：慢性肝炎已两年，现经协和医院验视结果，仍属活动期，SGPT 500 单位，TTT 20 单位，TFT（+++），肝大三指，质硬，脾大一指。现症：肝区痛，右下腹阑尾部亦疼，背腰痛，疲倦无力、食睡正常，大便干，色较黑，小便黄，口鼻干，时衄，舌薄白苔而干，脉弦稍滑。

柴胡四钱	黄芩三钱	天花粉五钱	生牡蛎五钱
桂枝三钱	干姜二钱	白芍四钱	当归三钱
川芎三钱	茯苓三钱	苍术三钱	泽泻三钱
郁金三钱	香附三钱	炙甘草二钱	茜草一两

三剂

鳖甲煎丸五两。

1964 年 8 月 19 日：以后停药月余，但为尚颇安定，饮食均好，只因活动稍多，肩背及胁下仍有疼痛感，脉亦稍弦数，仍主疏肝活血之法。

柴胡四钱	白芍五钱	枳实四钱	吴茱萸三钱
生牡蛎五钱	旋覆花三钱	红花三钱	当归三钱
川芎二钱	茯苓三钱	泽泻三钱	苍术二钱
郁金三钱	香附三钱	炙甘草二钱	

三剂

按： 本证经北大医院治疗两年余，肝功能指标 SGPT 始终在 300～500 单位，半年多以来，经胡老诊治，为证颇有好转，证情安定，自我感觉良好，肝功能 SGPT 降至 30 单位。患者异常欢喜。1964 年 7 月 23 日方，柴胡桂姜汤合当归芍药散加生石膏方，曾连服 20 余剂颇效。胡老谓：本病自服生石膏以来有良效。肝大质硬，加服鳖甲煎丸有效。

【案 107】传染性肝炎

王某，男，13 岁，病历号 104157。

1963 年 5 月 27 日初诊：去年十月在朝阳医院检查肝功能 SGPT 为 510 单位，确诊为传染性肝炎，今年二月肝功能正常而复学。三月复查 SGPT 为 176 单位，四月为 217 单位，因而又休学。现症：食纳甚少，不能吃青菜，肠鸣泄泻，青菜不化，有时腹胀肝区疼，头晕打呃，口渴欲饮水，常觉胃中有停水，小便多，大便每日二次。

肝病传脾，中气虚弱，故食少，腹胀泄泻，治疗先予以调理肠胃。

炙甘草三钱	黄芩三钱	黄连二钱	半夏四钱
干姜二钱	党参三钱	大枣四枚	

三剂

5 月 31 日二诊：服上药三剂，自我感觉很好，食纳增多，能吃白菜，腹鸣泄泻已止，肝区不疼，二日来未大便，口渴轻，饮水少。服药后出汗较多，原因不明，舌无苔，脉弦，仍服上方三剂。

6 月 4 日三诊：诸症皆愈，有时腹胀矢气，上因肝功能化验不好，拟一方善后调理。

柴胡四钱	半夏三钱	生姜三钱	大枣三枚
黄芩三钱	党参三钱	厚朴三钱	苏子三钱
炙甘草二钱	橘皮五钱	茯苓三钱	苍术三钱
大蓟二钱	小蓟二钱		

三剂

按：本病请于道济大夫看过，效不明显。胡老接诊，肝区疼，腹胀打呃，口渴能饮，肠鸣腹泻，常觉胃中有停水，予半夏泻心汤。后有腹胀矢气多，肝功能不好，以小柴胡汤合半夏厚朴汤治之。

【案 108】心下痞

白某，男，37 岁，病历号 129951。

1964 年 7 月 21 日：心下痞满发灼痛，五心烦热，肠鸣便溏，头偏侧痛，脉弦数。与半夏泻心汤加吴茱萸。

半夏四钱	党参三钱	黄芩三钱	黄连三钱
栝楼一两	大枣四枚	干姜三钱	吴茱萸三钱
炙甘草二钱			

三剂

按：本病心下痞，肠鸣，予半夏泻心汤。心下满灼痛合小陷胸汤。偏头痛再合吴茱萸汤。用药仅九味，实括常用的三个经方方证。如果没有便溏，或有口干苔黄，胡老常加生石膏一两半。

【案 109】下痢

邓某，女，48 岁，病历号 132008。

1964 年 7 月 21 日初诊：下痢便脓多日未愈，现犹日二次行，腰感收紧痛（原有子宫下垂），腹亦拘急而痛，只能仰卧，活动不便，舌赤，脉沉细。

半夏四钱	党参三钱	黄芩三钱	黄连三钱
干姜三钱	大枣四枚	炙甘草二钱	白芍四钱

三剂

按：下痢便脓、腹痛、腰痛，治以半夏泻心汤合芍药甘草汤。据史进泉师兄讲，三剂药后，以上诸症均愈。

【案 110】胃肠炎

刘某，男，36 岁，病历号 102484。

1964 年 7 月 21 日复诊，服橘皮等消导药后，腹胀反甚，噫气不除，肠鸣，并有头痛，再为燥湿消痞之法。

半夏四钱	党参三钱	黄芩三钱	黄连三钱
吴茱萸三钱	栝楼一两	干姜三钱	大枣四枚
炙甘草二钱			

三剂

7 月 24 日三诊，药后诸症好转，但未尽除，仍宜照服原方以消息之，三剂。

按：腹胀肠鸣，噫气不除，且有头痛，以半夏泻心合小陷胸及吴茱萸汤治之。

【案 111】肠炎

袁某，男，34 岁，病历号 180364。

1964 年 7 月 21 日初诊：水暖工人，身体壮实，患有胃痛多年。近一周来，大便又溏，日三行，肠鸣腹胀，头晕，右胁微痛，仍宜调理肠胃为法。

半夏四钱	黄芩三钱	党参三钱	黄连三钱
干姜三钱	大枣四枚	炙甘草二钱	栝楼一两

三剂

按：便溏日三行，腹胀肠鸣，且有右胁痛，治以半夏泻心合小陷胸汤。据史进泉师兄讲：此病效果明显。

【案 112】腹泻

谈某，女，36 岁，病历号 039773。

1964 年 7 月 14 日初诊：自 1953 年之后，每食油腻厚味即发生腹泻，身体日渐瘦弱，近半年来常觉右胁下疼痛拒按，食欲不振，纳谷日减，心慌气短，身体乏力，有时周身烦热，头晕目花，后脑勺疼，小溲黄短，腑行日 2～3 次，便时腹痛，舌苔白黏，质淡，脉象细弱略数，肝大四指，中等硬度，压痛明显，脾未触及。与甘草泻心汤加吴茱萸。

炙甘草三钱	半夏四钱	黄连三钱	黄芩三钱
干姜三钱	党参三钱	大枣三枚	吴茱萸三钱
			三剂

7 月 17 日二诊：食欲增，腹痛减，腑行正常，近日头晕重，上方炙甘草二钱、吴茱萸三钱，三剂。

7 月 21 日三诊：大便好转，日一次，头晕消除，腹痛明显减轻。

按： 经常腹泻，日 2～3 次，便时腹痛，纳差体瘦，心慌气短乏力，头晕后脑勺疼，脾胃已虚，予甘草泻心汤加吴茱萸。

【案 113】腹泻

隋某，女，16 岁，病历号 103992。

1964 年 2 月 18 日：诸症消失，但大便溏，小便黄，再仿泻心汤法，以固胃肠。

半夏四钱	党参三钱	黄芩三钱	黄连三钱
炮姜三钱	大枣四枚	炙甘草二钱	
			三剂

2 月 21 日：诸症均见减轻，大便已不溏，舌苔白。

7 月 24 日：腹泻，肠鸣，心下痞满已十余日未已，脉弦数。与半夏泻心汤加吴茱萸。

| 半夏四钱 | 党参三钱 | 黄芩三钱 | 黄连三钱 |
| 干姜三钱 | 大枣四枚 | 炙甘草二钱 | 吴茱萸三钱 |

三剂

按：初春，肠胃虚弱，经常大便溏，予半夏泻心汤，以炮姜代干姜，连服六剂，效果明显。夏季，腹泻肠鸣，心下痞满，十多日不见好转，体虚有寒，予半夏泻心汤合吴茱萸汤。

【案 114】腹泻

李某，女，病历号 028625。

1964 年 7 月 24 日：昨日突然腹泻，日行五次，今日身倦甚，右胁疼痛，饮食不香，纳差，小便正常，脉沉细，苔白，与半夏泻心汤。

| 半夏四钱 | 党参三钱 | 干姜三钱 | 黄芩三钱 |
| 黄连三钱 | 炙甘草三钱 | 大枣四枚 | |

三剂

按：突发腹泻，日行五次，纳差身倦，脉沉细，予半夏泻心汤。当年药房经常缺货川黄连，胡老以马尾黄连三钱代之。故病案中见黄连三钱，即是马尾黄连。

【案 115】腹痛下利

刘某，男，33 岁，病历号 132157。

1964 年 7 月 22 日初诊：脘腹疼痛，食欲不振，口苦，心下痞闷，头不痛不晕，不呕，大便溏，日三次行，肠鸣，舌苔白微黄，脉弦数。

胃气虚衰，水走肠间，故为腹痛下利之证，治以培土燥湿、固肠止利。与半夏泻心汤加吴茱萸、白芍。

| 半夏四钱 | 党参三钱 | 黄芩三钱 | 黄连三钱 |

吴茱萸三钱	干姜三钱	大枣四枚	炙甘草二钱
白芍四钱			
			三剂

7月23日二诊：药后腹痛已，胃尚疼拒按，便溏日二次，较前已少，并仍肠鸣腹胀，上方去吴茱萸、白芍，加栝楼一两，三剂。

8月5日三诊：进药前三剂感觉很好，精神好转，后三剂药便溏，肠鸣仍作，早晚腹痛。

半夏四钱	黄芩三钱	黄连三钱	干姜三钱
党参四钱	吴茱萸三钱	炙甘草二钱	大枣四枚
			三剂

按：脘腹疼痛明显，口苦心下痞而不呕，肠鸣大便溏，予半夏泻心汤合吴茱萸汤，再合芍药甘草汤治其腹痛。药后腹痛已无，唯有胃脘痛拒按，肠鸣腹胀，前方去吴茱萸、白芍，合用小陷胸汤。最后仍以半夏泻心汤调理。

【案116】腹痛

黄某，男，33岁，病历号126960。

1964年7月27日初诊：大便稍好转，头晕痛略减轻，早餐后腹痛，大便后则已，近患口疮。肠中有邪气，胃有虚热也，与半夏泻心汤加白芍。

半夏四钱	党参三钱	黄芩三钱	黄连三钱
干姜三钱	白芍四钱	大枣三枚	炙甘草三钱
			三剂

8月3日复诊：大便腹痛差，口疮减轻，但未尽去，口觉有热。舌苔白腻，上方去白芍加生石膏一两，三剂。

按：餐后腹痛，予半夏泻心汤，药后腹痛差。但仍有口疮及口中热，前方去白芍加生石膏一两。

【案 117】痢疾

李某，男，成人，病历号缺失。

1964 年 7 月 20 日复诊：近日大便溏日二次行，多黏液，有下重感，脉稍数。

白头翁四钱	秦皮三钱	黄柏三钱	黄连三钱
炙甘草二钱	阿胶三钱 (消解)		
			三剂

7 月 24 日三诊：药后大便溏，有好转，日一次行，但又恶心，头晕，脘稍痛，脉弦略数。

半夏四钱	党参三钱	黄芩三钱	黄连三钱
干姜三钱	大枣四枚	炙甘草三钱	吴茱萸三钱
			三剂

按：便溏，下重，黏液较多，气血俱虚，故用白头翁加甘草阿胶汤。药后因恶心头晕，脘痛便溏，治以半夏泻心合吴茱萸汤。

【案 118】腹痛

张某，男，成人，病历号 126796。

1964 年 7 月 28 日复诊：服小建中汤三剂后，腹未痛，但食仍不佳，据述食后汗出，汗出后即恶寒。此中气虚营卫不和之象。

桂枝三钱	白芍六钱	炙甘草二钱	生黄芪五钱
生姜三钱	大枣四枚	饴糖一两半 (消解)	
			三剂

7 月 31 日三诊：服上药后，汗出，背恶寒及食欲均有好转，唯睡眠多梦扰较为严重，上方再加生牡蛎五钱、生龙骨五钱，三剂。

按：腹痛、汗出、恶寒，治以黄芪建中汤。睡眠多梦扰再合桂枝加龙骨牡蛎汤。

【案 119】胃脘痛

各某，女，31 岁，病历号缺失。

1964 年 7 月 25 日复诊：近脘腹疼痛，心悸烦，舌淡，脉沉缓。

桂枝三钱	白芍六钱	生姜三钱	大枣五枚
炙甘草二钱	饴糖一两半 (清解)		
			三剂

8 月 5 日三诊：脘腹痛均差，但腰痛睡不佳，脉沉缓。

桂枝三钱	白芍六钱	生姜三钱	大枣五枚
炙甘草二钱	生黄芪三钱	当归三钱	饴糖一两半 (清解)
			三剂

按：本病脘腹疼痛，心悸烦，舌质淡，脉沉缓为虚证，予小建中汤取效。复诊，脘腹疼好转，因复有腰痛睡眠不佳，改用黄芪建中汤。

胡老讲："小建中汤必用饴糖，有人不用饴糖而加用其他药，非小建中也。"因其易腐，今日药房不备饴糖，余以每剂中药中，用山东产高粱饴糖十二块烊化，效果仍佳。

小建中汤的腹证为"腹中急痛"（100），是指胃脘部的虚寒性疼痛，轻按则痛，重按则痛减轻，喜温喜按。人体消瘦，仰卧可见到舟状腹。"心中悸"（102），即可见到或摸到腹降主动脉跳动。

【案 120】咳嗽、咽痛

李某，男，47 岁，病历号 117953。

1964 年 4 月 22 日初诊：慢性肝炎。仍咳嗽有白黏痰，量较多，咽尚痛，腰背酸楚，下午手足肿胀，右胁痛，食无味，大便溏，日 2 ～ 3 行，小溲黄短，脉弦弱而数苔白厚腻。

半夏四钱	厚朴三钱	苏子三钱	橘皮八钱
旋覆花三钱	生姜三钱	大枣四枚	桔梗三钱

生石膏一两	炙甘草二钱		

三剂

7月24日二诊：近腰痛甚，右身痛，口干，舌苔腻，头晕，脉弦略数。

生黄芪八钱	党参三钱	当归三钱	桂枝三钱
白芍四钱	苍术三钱	生石膏一两半	茯苓三钱
木防己三钱	泽泻三钱	生姜三钱	炙甘草二钱

三剂

8月3日三诊：腰痛、右身痛如前，无变化，下肢肿，脉弦不数。

柴胡四钱	黄芩三钱	天花粉八钱	生牡蛎六钱
桂枝三钱	干姜二钱	白芍四钱	当归三钱
川芎三钱	五苓散四钱	生黄芪五钱	木防己三钱
生石膏一两半	炙甘草二钱		

三剂

按： 4月22日诊：咳嗽有白黏痰，咽痛，腰背酸痛，食无味，予半夏厚朴汤合用桔梗汤、橘皮汤，右胁痛加旋覆花，苔白厚腻加生石膏。8月3日诊，腰痛，右半身痛，下肢肿，予柴胡桂姜汤合用防己茯苓汤及当归芍药散加生石膏。方中以五苓散散剂代方中的茯苓、白术、泽泻。

【案 121】腹胀

安某，男，44 岁，病历号 129633。

1964 年 7 月 20 日初诊：肝脾大，胃下垂 14cm。现症：腹胀，右胁痛，大便三四日一行，小便频量少，身酸痛，食睡不佳，脉弱。

半夏三钱	厚朴三钱	党参三钱	生姜三钱
大枣三枚	橘皮五钱	苍术三钱	天花粉五钱
生牡蛎六钱	桂枝三钱	当归三钱	降香二钱
旋覆花三钱	柴胡四钱	黄芩三钱	吴茱萸三钱
炙甘草二钱	泽泻四钱		

三剂

按：据患者有肝脾大，胃下垂 14cm，可知其已有内脏下垂，故本病为虚证，予柴胡桂姜汤。腹胀合厚姜半甘参汤；右胁痛合旋覆花汤；大便日三四行合吴茱萸汤；食不佳合橘皮汤；身体酸痛合桂枝人参汤；小便频而量少为有饮，合泽泻汤。看到这里可知，处方中已有小柴胡加当归汤，这是胡老治疗气血不足，头晕恶心食少，所致肝脾大、胃下垂、内脏下垂的经验方。

本患者服上方约 15 剂，诸症明显减轻。

【案 122】肝脾肿大

车某，男，45 岁，病历号 131021。

1963 年 7 月 18 日初诊：肝炎，肝脾肿大，肝区疼痛拒按，食欲不振，嗳气，腹胀，头晕，疲乏，苔黄腻。

半夏四钱	厚朴三钱	橘皮八钱	旋覆花三钱
红花三钱	柴胡四钱	白芍四钱	当归三钱
苍术三钱	泽泻四钱	生姜三钱	炙甘草二钱

三剂

鳖甲煎丸三两。

7 月 27 日复诊：胁痛减轻，但腹仍胀，疲倦无力，食欲尚未正常，但较前进步，再依上方加减治之。

柴胡四钱	黄芩三钱	天花粉八钱	生牡蛎五钱
桂枝三钱	生姜三钱	半夏三钱	厚朴三钱
苏子三钱	橘皮六钱	白芍四钱	当归三钱
旋覆花三钱	红花三钱	丹参一两	茵陈八钱
炙甘草二钱	吴茱萸二钱		

三剂

鳖甲煎丸三两。

按：鳖甲煎丸为本附院中药房加工的水丸，每服二钱，日服二次。

【案 123 】胃脘胀痛

李某，女，70 岁，病历号 012253。

1964 年 7 月 30 日初诊：嗳气欲呕，心下胀痛，大便不畅，口干无味，脉弦滑。

半夏四钱	橘皮八钱	栝楼一两	黄连三钱
生姜三钱	枳实三钱	苏子三钱	苍术三钱
泽泻三钱	生石膏一两半		

三剂

8 月 7 日复诊：嗳气欲呕已，心下胀痛亦减退，但近又下肢肿，小腹胀，脉弦滑，水气又复欲发之象。

大腹皮三钱	砂仁二钱	豆蔻仁二钱	木香三钱
木瓜三钱	五苓散六钱	生黄芪三钱	木防己三钱
橘皮五钱	生姜三钱	大腹子三钱	

三剂

按：前诊：胃肠痛，嗳气欲呕，便秘，予小陷胸合橘枳姜汤加味。胡老讲："橘皮消痰气，令能食，用量要大。"后诊：小腹胀满，下肢浮肿，为水气又欲发作之象，予防己黄芪汤合五苓散加味治之。本方为胡老治疗浮肿经验方之轻剂，治浮肿重剂为茯苓导水汤。若一身悉肿，尿少，无汗，用越婢加术汤。

【案 124 】胃脘灼痛

李某，女，40 岁，病历号 128593。

1964 年 6 月 17 日初诊：肝病已有 2 年，肝大、肝区隐痛，胃脘灼痛，吞酸，时吐涎沫，纳谷欠香，食后腹胀，腹胀尤以夜间尤甚，右侧腹部有硬块，按之痛，牵引腰背，恶心嗳气，头晕，苔白腻，脉弦细。

半夏四钱	厚朴三钱	橘皮八钱	生姜三钱
苍术三钱	旋覆花三钱	苏子三钱	吴茱萸三钱

当归三钱	香附三钱	红花三钱

三剂

7月1日二诊：药后诸症均减，饮食转增，近因肝区仍疼，右少腹有块，手足心热，时头晕，与原方加牡丹皮三钱、泽泻三钱、丹参五钱。三剂。

又服药至8月8日三诊：肝区疼减轻，右少腹仍疼，时恶心腹胀，不大便，数日一行，脉弦。

柴胡四钱	半夏三钱	黄芩三钱	白芍三钱
枳实三钱	桃仁三钱	牡丹皮三钱	大黄二钱
冬瓜子三钱	芒硝二钱	生姜三钱	大枣三枚

三剂

8月12日四诊：药后大便已下，先黑后黄，右侧腹已不痛，肿块消失，仍给上方二剂再进。

按： 一诊因肝区痛，胃脘灼痛，吞酸吐涎沫，腹胀恶心噫气，右侧腹有肿块，按之痛。予半夏厚朴汤、橘枳姜汤、吴茱萸汤三方化裁治之，橘皮用量为八钱。二诊药后诸症减轻，前方再加牡丹皮、泽泻、丹参，三剂。三诊虽肝区痛减轻，但右少腹疼痛不减，并有恶心腹胀不大便，予大柴胡合大黄牡丹皮汤三剂，下其瘀，药后大便通下，大便先黑后黄，右少腹已不疼了，肿块已摸不到了。

【案 125】胁痛

那某，女，33岁，病历号131309。

1964年8月8日：日前外感，胁痛较甚，脘已不痛，腹又稍胀，噫气频作，口苦脉弦，手足心热，但背恶寒。

半夏四钱	厚朴三钱	橘皮一两	苏子三钱
当归三钱	五苓散四钱	降香二钱	旋覆花三钱
红花三钱	丹参八钱		

三剂

按：胁痛较甚，腹又稍胀，手足心热，口苦脉弦。为气结饮停于胸，予半夏厚朴汤，以五苓散水丸代茯苓。腹胀噫气频作，加大橘皮用量，胁痛用旋覆花汤加当归、丹参、红花养血活血。

【案 126】慢性肝炎

李某，女，37 岁，病历号 131546。

1964 年 7 月 14 日初诊：慢性肝炎。

8 月 3 日复诊：近又头痛，时恶心，胸痛麻，脘痞闷。

半夏四钱	栝楼一两	桂枝三钱	薤白三钱
生姜三钱	白芍四钱	当归三钱	川芎二钱
五苓散三钱	吴茱萸三钱	大枣四枚	党参三钱
丹参一两	炙甘草二钱		

三剂

按：头痛为受寒，胸痛且有麻感为胸痹，予栝楼桂枝汤合栝楼薤白半夏汤。头痛恶心予吴茱萸汤。慢性肝炎有血虚湿气，再合当归芍药散加丹参。方中以五苓散水丸代茯苓、白术、泽泻。

【案 127】肝硬化

张某，女，43 岁，病历号 003178。

1964 年 7 月 24 日二诊（初诊缺失）：肝硬化，头尚痛晕，心下痞，肠鸣便溏，除续服鳖甲煎丸外，再兼服下方：

半夏四钱	党参三钱	黄芩三钱	黄连三钱
大枣四枚	干姜三钱	吴茱萸三钱	炙甘草二钱

三剂

8 月 8 日三诊：头痛晕已，便尚溏，下肢肿，腹觉胀，小便较少，脉弦滑。

与茯苓导水法。

大腹皮三钱	橘皮八钱	桑白皮三钱	砂仁三钱
豆蔻仁三钱	木香三钱	五苓散五钱	生黄芪三钱
木防己三钱	生石膏一两		

三剂

按： 鳖甲煎丸水丸为附院中药房加工，专供肝硬化及肝脾肿大病人服用，每次二钱，日二次。初诊缺失，二诊：心下痞，肠鸣便溏，予半夏泻心汤，因头痛且晕合吴茱萸汤。三诊：腹胀，下肢肿，小便少，予茯苓导水轻剂。胡老称"茯苓导水法"，另有按语。

【案 128】腹胀

吴某，女，40 岁，病历号 128369。

1964 年 7 月 30 日二诊（初诊缺失）：浮肿减轻，腹胀明显，食不佳，矢气多。

大腹皮三钱	橘皮八钱	砂仁二钱	豆蔻仁二钱
半夏四钱	厚朴三钱	苏子三钱	生姜三钱
旋覆花三钱	乌药三钱	茯苓三钱	苍术三钱
木防己三钱	泽泻三钱	车前子五钱	

三剂

8 月 5 日三诊：腹胀浮肿均有减轻，自我感觉颇好，仍宜服原方三剂。

按： 初诊缺失，二诊，腹胀气多食不佳，予半夏厚朴汤合橘皮旋覆花汤加砂仁、蔻仁。浮肿予五苓散去桂枝、猪苓，加大腹皮、车前子、防己。药后腹胀、浮肿均减轻。

【案 129】头痛

王某，男，39 岁，病历号 012193。

1961 年 9 月 16 日：头痛而冒，似有声鸣，胃口闷胀有时亦痛，目系痛，口干不欲饮，口发绀，嗜睡，项强腰背痛，周身酸楚，心悸，盗汗，小便频数不禁，失眠，脉沉弱细迟。

桂枝三钱	白芍三钱	生姜二钱	大枣四枚
苍术三钱	茯苓四钱	川附子三钱	炙甘草二钱

三剂

9 月 28 日：盗汗减，余症无显变。

柴胡四钱	黄芩三钱	天花粉四钱	生牡蛎八钱
桂枝四钱	炮姜二钱	吴茱萸三钱	白芍四钱
当归三钱	苍术三钱	泽泻三钱	生酸枣仁三钱
炙甘草二钱			

三剂

1964 年 7 月 17 日：顽固性头痛，诸法不愈。头痛而重，时发眩晕，心烦易怒，胃痛泛酸，脘堵纳少，夜难入寐，大便稀，舌苔白腻，根略黄干燥，脉弦迟。

吴茱萸三钱	生姜三钱	大枣三枚	党参三钱
半夏三钱	白芍四钱	当归三钱	川芎三钱
苍术三钱	泽泻五钱	茯苓三钱	

三剂

7 月 23 日：据述药后头痛有间断，但未尽解，并有项强背痛之症，再与桂枝汤为法，以调营卫。

桂枝三钱	白芍三钱	生姜三钱	大枣四枚
炙甘草二钱			

三剂

7 月 27 日：药后头痛稍缓，项强有好转，但未已，再与原方加葛根三钱治之。三剂。

按：1961 年 9 月 16 日，头痛头响，项强腰背痛，周身酸楚，属太阳表虚证。嗜睡，口干不欲饮，脉沉弱细迟，为少阴虚寒证。实属太阳少阴并病，予桂枝汤合真武汤治之，附子同煎。9 月 28 日复诊，盗汗减轻，余症无变化。予柴胡桂姜汤，炮姜易干姜，治其腰背痛。加吴茱萸治其头痛；加生酸枣仁治其失眠。

1964 年 7 月 17 日，头痛加重，并有脘堵，胃酸纳少，予吴茱萸汤。眩晕失眠，大便稀，脉弦迟为湿气重，合用当归芍药散。7 月 23 日复诊，头痛间歇发作，并有项强背痛，予桂枝汤调和营卫。药后头痛减，项强亦有好转，予桂枝加葛根治之。

【案 130】慢性肝炎

章某，男，54 岁，病历号 129157。

1964 年 6 月 26 日：1959 年曾发作黄疸型肝炎，1962 年经西医确诊为慢性肝炎。现症：头晕痛，眼口常肿，右胁痛，饮食二便正常，小溲色黄，口苦，舌白苔厚，脉弦。

瘀热内结，甚则攻冲上炎，故头晕而胁痛。

柴胡四钱	半夏三钱	黄芩三钱	党参三钱
白芍三钱	桂枝三钱	桃仁三钱	牡丹皮三钱
茯苓皮三钱	生姜二钱	大枣三枚	生石膏二两
炙甘草二钱			

三剂

按：慢性肝炎，头晕痛，口眼肿，右胁痛，尿黄，为血瘀热结，予小柴胡汤合桂枝茯苓丸，口苦苔厚腻，脉弦，加生石膏二两。药后诸症减轻。

【案131】眩晕

杨某，女。

1964年7月20日：胃痛已差而头仍痛晕，并时欲呕，口咽干上热气，脉象弦。

柴胡四钱	半夏三钱	黄芩三钱	党参三钱
生姜三钱	大枣三枚	五苓散四钱	生石膏一两半
炙甘草二钱			

三剂

按： 头痛且晕，欲呕，予小柴胡汤，口干咽干加生石膏，有热气上冲，再加五苓散散剂同煎。

【案132】头痛

佟某，女，48岁。

1964年7月29日：睡眠颇好转，心悸不宁差，食欲稍好，但仍头晕，胸闷，身痛，大便好转，近二日，入夜汗出，再依前法加减。

桂枝四钱	白芍五钱	生姜三钱	大枣四枚
生龙骨一两	生牡蛎一两	炒山栀四钱	当归三钱
川芎三钱	苍术三钱	茯苓五钱	泽泻四钱
生酸枣仁一两	炙甘草二钱		

三剂

按： 素有贫血，经治睡眠、饮食好转。身痛，入夜有汗出，予桂枝加龙骨牡蛎汤加栀子、酸枣仁。头晕、心悸为血虚加湿，贫血多有湿气，合用当归芍药散治之。

【案133】肝硬化腹泻

张某，男，36岁，病历号129952。

1964年7月4日初诊：患有肝硬化，慢性腹泻已有两年之久，不思饮食，右胁下时有疼痛，脘腹胀满，嗳气，口苦，腹痛，便溏日3～4行，苔黄厚腻，舌尖红，脉弦。统观以上为证，当属肝胃不和，而胃之有病尤甚于肝，先为调胃固肠，以实脾胃。

半夏四钱	党参三钱	黄芩三钱	黄连三钱
干姜三钱	大枣四枚	炙甘草二钱	

三剂

7月11日二诊：食量增加，食欲渐振，脘腹胁下之疼痛胀满俱有减轻，但尚未尽除，有时感觉脘中烦热，欲食生冷，头仍晕，大便日1～2次，较稀，便时微有下坠感，睡佳，苔根黄腻，舌尖偏赤，脉弦，上方党参加至四钱，三剂。

7月15日三诊：脘中烦热大减，已不太思生冷，大便日一行，软较稀，有时尚有下坠感，脘中仍感痞闷不舒，胁痛未发，食量尚可，近日头晕较甚，夜寐欠安，苔根略腻，舌尖赤，脉弦，上方加吴茱萸二钱，三剂。

7月18日四诊：胃脘烧热痞满已痊愈，不思生冷，食欲增加，腰部酸楚，肠鸣腹泻，无腹痛，大便日二次，色浅褐，小便正，头晕减轻，舌苔黄腻，脉弦，上方吴茱萸加至三钱，三剂。

五诊：诸症逐有好转，食欲倍增，但肠鸣便溏犹未尽除，故再与上方消息之，三剂。

按：肝硬化及腹泻已两年，脘胀腹痛，便溏日3～4次，苔黄厚腻，遵《金匮要略》"见肝之病，先要实脾"之义，先予半夏泻心汤调胃固肠，以补脾胃。其后大便时有下坠感，头晕较甚，重用吴茱萸至三钱，饮食好转，大便日4次减为日2次，其余诸症亦明显好转。

【案 134】胁痛

王某，男，29 岁，病历号 057722。

7月22日初诊：肝区侧胁前后痛，脘有灼热感，时吞酸，头犹晕眩，时噫，心悸，睡时烦热，唇舌干，脉沉细，再依前法加减治之。

柴胡四钱	党参三钱	半夏三钱	黄芩三钱
生姜三钱	大枣三枚	吴茱萸三钱	橘皮五钱
厚朴三钱	苍术三钱	泽泻三钱	白芍四钱
当归二钱	丹参八钱	旋覆花三钱	炙甘草二钱
红花三钱			

三剂

7月29日二诊：药后为效不显，证仍同上。

半夏四钱	黄芩三钱	黄连三钱	党参三钱
干姜三钱	大枣三枚	川芎三钱	生酸枣仁八钱
茯苓三钱	知母三钱	炙甘草三钱	

三剂

按： 肝区痛，脘部灼热，时有吞酸，眩晕噫气，心悸，睡时燥热，脉沉细。予小柴胡汤加味，药后无效，改用半夏泻心汤合酸枣仁汤。

【案 135】偏头痛

武某，男，34 岁，病历号 120946。

1964 年 8 月 1 日初诊：慢性肝炎，肝区上引肩背痛，同侧头亦痛，心下痞，按之痛，食后益硬满，清晨常恶心，余时不显，舌苔薄白而干，脉弦，饮食二便尚可，睡不佳。

柴胡四钱	黄芩三钱	生牡蛎八钱	天花粉六钱
桂枝三钱	干姜三钱	白芍四钱	枳实三钱
橘皮五钱	苍术三钱	当归三钱	丹参一两

| 旋覆花三钱 | 红花三钱 | 吴茱萸三钱 | 泽泻三钱 |
| 茵陈五钱 | 炙甘草二钱 | | |

三剂

8月8日二诊：偏头痛已，胁及肩背痛亦有减轻，但未尽去，心下仍硬满，食后为甚，上方去天花粉、干姜，加半夏、生姜、黄连各三钱，栝楼一两，三剂。

按：慢性肝炎，肝区痛并牵引肩背痛，同时有偏头痛，心下痞，按之痛，食后硬满，恶心，苔薄白，予柴胡桂姜汤合橘枳姜汤加味。药后仍有脘部硬满，仍予原方减去天花粉之滋补、干姜之温热，另合用小陷胸汤加生姜。

当年慢性肝病较多，胡老每遇胁痛常用旋覆花汤。以丹参、红花代替新绛及葱茎；腹胀食少用橘皮汤，橘皮用量五钱至一两，颇大。

【案136】咳喘

郑某，女，66岁，病历号125889。

1964年6月2日初诊：近一月咳嗽、喘，尤以夜重，无痰，胸闷气短，有时头晕，饮食减少，纳不香，食后胃胀，大便日一行、不成形，小溲黄，量不多，舌质红，苔白滑，脉沉滑兼结代。

柴胡四钱	白芍三钱	桂枝三钱	桃仁三钱
半夏三钱	黄芩三钱	枳实三钱	干姜二钱
细辛一钱	五味子二钱	茯苓皮三钱	大黄二钱
炙甘草二钱	牡丹皮三钱		

三剂

6月9日二诊：药后咳喘轻，胸闷气短轻，头晕差，饮食不佳，食后仍胃脘有堵闷胀满感，大便日一行，小便正常。

柴胡四钱	半夏三钱	黄芩三钱	白芍三钱
枳实三钱	桂枝三钱	桃仁二钱	牡丹皮三钱
茯苓三钱	生姜三钱	大枣三枚	生石膏一两

大黄二钱	炙甘草二钱

三剂

7月28日三诊：服药后咳喘已，但近以高血压症而致神识昏迷，经同仁医院检查，无异常发现。现仍头晕，血压170/100mmHg，舌质赤，神识不清，脉左大右微。

白芍四钱	当归三钱	苍术三钱	茯苓三钱
泽泻四钱	生石膏二两	生石决明五钱	菊花三钱
制首乌三钱	炙甘草二钱		

三剂

8月7日四诊：上方共服六剂，头晕减轻，神识已有好转，血压155/75mmHg（左）、100/70mmHg（右），上方加川芎二钱、生石膏二两半，三剂。胡老嘱：本病大致已愈，应停药调养以观察。

按： 无疾，胡老讲："是指无明显的的表证和里证。"《伤寒论》257条："病人无表里证……已下，脉数不解，合热则消谷善饥，至六七日，不大便者，有瘀血，宜抵当汤。"此证有可下证，已用过下法，仍脉数有热，能食则胃肠无疾，虽有数日不大便，实为有瘀血，宜抵当汤下其瘀血。

胡老遵仲景上述所论，结合多年临证实践，总结出以大柴胡汤合桂枝茯苓丸汤下其瘀血，治疗哮喘、脑系病变而有瘀血证者，疗效神奇。如《中国百年百名中医临床家丛书·胡希恕》20页"治疗哮喘不用麻黄，确独崇大柴胡"病案，本人主编《胡希恕伤寒论带教笔记》99页"胡老治抗美援朝战士外伤致脑桥小脑肿瘤"病案。本方证有口干、口苦加生石膏，不要先煎。方中大黄同煎祛瘀，不要后下。服药后微有腹痛，大便先黑后黄，即可取效。胡老讲："王清任有膈下逐瘀汤、血府逐瘀汤，我们可以将大柴胡合桂枝茯苓丸汤叫脑府逐瘀汤、肺府逐瘀汤。"

本病案无表里证，但有胸闷气短头晕，食后胃胀，大便正常，脉沉滑而结代，胡老诊为内有瘀血，予大柴胡合桂枝茯苓丸汤，因有咳嗽无痰加五味子、细辛。药后咳喘已愈，一月余后，患者有时神识昏迷，头晕，血压升高，脉左大右微，为瘀血虚证，予当归芍药散加味（当时药房川芎缺货）取效。

【案 137】中风

龙某，女，79 岁，病历号 104764。

1964 年 6 月 3 日初诊：头晕，行走如踩棉花，口紧不自如，耳鸣，晕甚则恶心，心慌，左腿及右手麻木，夜晚身热出汗，饮食二便正常，苔薄白滑，脉弦有力。（血压甚高未记录）

桂枝四钱	茯苓三钱	苍术三钱	泽泻四钱
白芍四钱	当归三钱	半夏三钱	生姜二钱

三剂

6 月 10 日二诊：诸症减轻，自己用手杖已能行走，张口时已不发紧，心跳汗出减轻。仍有头晕、耳鸣、耳痒，不欲纳食，恶心，口吐涎沫，左腿及右手麻木，晚上身热，身体困倦，苔薄白而滑，脉弦迟，仍以前方加吴茱萸二钱，三剂。

6 月 20 日三诊：诸症基本消失，血压为 118/50mmHg，仍以上方三剂治之。

按：患者年迈，中风前兆，舌苔薄白而滑，为气血不足，寒湿在里之证，以当归芍药散合五苓散及小半夏汤治之取效（药房川芎缺货）。同时患者在本院进行针灸治疗。

【案 138】高血压

刘某，女，50 岁，病历号 014938。

1959 年 11 月 30 日初诊：1957 年切除子宫，时感汗出腹胀，屡经中西医诊治未愈，兹感头晕，睡眠不佳，心不安定，血压高，大便色黑不通畅，全身不适，脉沉细，血压 200/110mmHg。

桂枝四钱	白芍四钱	桃仁三钱	牡丹皮三钱
当归三钱	川芎三钱	茯苓一两	白术三钱
泽泻五钱			

三剂

二诊：六剂药后，诸症均差，血压为降。

三诊：仍腹胀，大便色黑，再与大柴胡汤合大黄牡丹皮汤六剂后，身感灵活，血压降为 180/112mmHg。

此后，至 1961 年 7 月，患者自诉，除患他病而用适应之方药外，经常服用大柴胡汤合大黄牡丹皮汤，血压逐渐下降，头晕减轻，有时间或服用小柴胡合当归芍药散，或单用当归芍药散。至 8 月 21 日，血压为 128/88mmHg，属正常范围。

按：时有腹胀，大便色黑，头晕眠差，心悸，血压升高，为有瘀血。疲乏，脉沉细，应为虚证，予桂枝茯苓丸合当归芍药散，有效。治疗期间，仍腹胀大便色黑，为有实证表现，予大柴胡合大黄牡丹皮汤，效果明显。

【案 139】高血压

风某，女，45 岁，病历号 014075。

高血压，治愈。因到下班时间，护士要收回病案，兹将所用处方录下：

（1）柴胡桂姜合当归芍药散加吴茱萸。

（2）柴胡桂姜加吴茱萸、茯苓、白术。

（3）大柴胡合桂枝茯苓丸。

（4）当归芍药散。

（5）当归芍药散加菊花、生石决明、生石膏、桂枝、甘草。

【案 140】胁痛

韩某，男，成人，病历号 077750。

1963 年 2 月 7 日：头晕，耳鸣，肝区尚时痛，并有灼热感，腹亦微胀，血压略高：140/80mmHg，脉弦。

| 柴胡四钱 | 白芍四钱 | 枳实三钱 | 橘皮五钱 |

苏子三钱	旋覆花三钱	桂枝三钱	桃仁三钱
丹参一两	红花三钱	苍术三钱	泽泻三钱
郁金三钱	香附三钱	炙甘草二钱	生牡蛎八钱
厚朴三钱			

三剂

2月14日：腹胀、头晕差，但肝区疼反觉频，上方去生牡蛎，加吴茱萸二钱。

7月24日：停药已久，情况颇好，近以工作遇劳，有周身酸痛和肝区疼痛感，脉稍弦，为疏肝养血以消息之，不难恢复也。

柴胡四钱	黄芩三钱	天花粉五钱	生牡蛎五钱
桂枝三钱	干姜二钱	白芍四钱	当归三钱
吴茱萸二钱	苍术三钱	茯苓三钱	泽泻三钱
丹参五钱	炙甘草二钱		

三剂

8月7日：药后周身酸痛已，肝区痛亦减轻，近以连日又有疲乏感，肝区亦时痛，再以上方增白芍为五钱，加红花三钱，治之。

按：肝区痛并有灼热感，头晕耳鸣，血压偏高，腹胀脉弦，为瘀血轻证，予四逆散合桂枝茯苓丸。再合旋覆花汤，以丹参、红花代替新绛。腹胀加厚朴陈皮。二诊：因劳累而引发周身酸痛及肝区疼痛，为虚证，予柴胡桂枝干姜汤合当归芍药散加吴茱萸。因药房缺川芎，以丹参代之。

【案 141】头痛

崔某，男，41岁，病历号 058586。

1961年6月28日初诊：四年来经常头痛头晕而麻木，伴有前臂麻木，食欲好，睡眠不佳，口干口苦思饮，二便正，中苏友谊医院诊为"脑动脉硬化"。素有胃痛，脉弦而缓，中虚则寒自下犯，血少则湿犯经络，因致以上诸症。

吴茱萸三钱	白芍四钱	当归三钱	川芎三钱

苍术三钱	泽泻三钱	半夏二钱	生姜二钱
桂枝三钱	炙甘草二钱		

三剂

7月5日服上药三剂后：胃痛已，头晕头痛差，但麻木未已，原方加茯苓三钱、桃仁三钱，三剂。患者要求以6月28日方做成丸药服之。

按：头晕头痛，臂麻木，系寒湿所致。胡老以桂枝汤去大枣，当归芍药散去白术加吴茱萸取效。

【案 142】浮肿

宋某，男，51岁，病历号102282。

夙有胃病，两年前下肢时现浮肿，头时晕，小便黄，身无力，心下痞满，食后尤明显，所以不欲多食。舌有白苔，脉稍弦。

胃气虚则停饮不消，积瘀为热，因而害肝，头晕，溲黄亦湿热在里之象，为疏肝调胃以祛湿热。

柴胡四钱	白芍四钱	枳实三钱	吴茱萸二钱
党参三钱	生姜二钱	大枣三枚	栀子八钱
苍术三钱	泽泻三钱	炙甘草二钱	当归三钱

三剂

5月4日：大便溏，腹微胀，心下痞未去。

半夏三钱	厚朴三钱	苏子三钱	旋覆花三钱
橘皮五钱	苍术三钱	当归三钱	降香二钱

三剂

按：下肢浮肿，头晕溲黄，心下痞满，疲乏，为湿热在里，予四逆散合吴茱萸汤及泽泻汤。复诊以心下痞腹胀，予半夏厚朴合旋覆花汤加味治之。

【案143】肝炎

张某，男，52岁，病历号123526。

1964年7月24日初诊：素有慢性肝炎，近日发热，自汗出，恶风，身疼痛，脉缓浮，感受风寒，营卫不和之象。

桂枝三钱	白芍三钱	生姜三钱	大枣四枚
炙甘草二钱			

二剂

7月27日二诊：药后上症减轻，身疼减轻，但未尽解，舌苔黄，脉迟缓，仍宜续服原方以消息之，三剂。

8月7日三诊：身疼痛差，但肝病胁部热痛，舌苔白微黄，大便不畅，小便黄，口无味，头微晕。

柴胡四钱	白芍三钱	半夏三钱	黄芩三钱
枳实三钱	生姜三钱	大枣三枚	桂枝三钱
桃仁三钱	红花三钱	生石膏一两	大黄二钱
炙甘草二钱			

三剂

按：慢性肝炎，太阳中风，服桂枝汤有效。后有胁热痛，身疼痛，大便不畅，小便黄，予大柴胡加生石膏合桂枝汤加桃仁、红花。

【案144】失眠

孙某，女，31岁，病历号094336。

7月25日初诊：睡眠仍不佳，肝区亦痛，身酸痛，鼻息不畅，口鼻干，脉微浮，右寸尤显。以外感风寒，内伏郁热之象。

柴胡四钱	黄芩三钱	半夏三钱	党参三钱
白芍三钱	桂枝三钱	生姜三钱	大枣三枚
炙甘草二钱	生石膏一两半		

三剂

8月1日二诊：肩背腰酸，肝区亦痛，经来量多，身倦无力，大便溏，睡眠不安，头晕，恶心，食欲不振，无舌苔，脉弦细。

柴胡四钱	黄芩三钱	天花粉八钱	生牡蛎八钱
桂枝三钱	干姜三钱	白芍五钱	吴茱萸三钱
当归三钱	川芎二钱	苍术三钱	泽泻三钱
炙甘草二钱	生阿胶三钱 (分冲)	丹参五钱	茯苓三钱

三剂

按：7月25日处方，肝区痛、眠差，为小柴胡汤证。身酸痛，脉微浮右寸明显，为外感风寒桂枝汤证。口干鼻干为内有郁热。故予柴胡桂枝汤加生石膏。8月1日处方，素有肝疾，适逢经水适来量多，肩背腰酸，疲乏眠差，头晕恶心，纳差便溏，脉细。证属气血不足，脾胃虚弱，予柴胡桂姜汤合当归芍药散，再加阿胶、吴茱萸有温经汤之义。胡老用柴胡桂姜汤的主证为半表半里诸脏器虚弱所致的肩背腰酸困痛。

【案 145】胁痛

谢某，女，25岁，病历号108403。

1964年8月6日初诊：右胁时痛，头痛，胸闷，有时心口亦痛，小便黄赤，口苦甚，恶心不欲食，脉弦滑。肝有邪气，少阳有热也。

柴胡四钱	半夏三钱	黄芩三钱	厚朴三钱
苏子三钱	茯苓三钱	生姜三钱	橘皮八钱
旋覆花三钱	当归二钱	红花二钱	生石膏一两半
大枣三枚	炙甘草二钱	茵陈八钱	丹参一两

三剂

按：右胁痛，头痛，口苦，恶心为小柴胡加生石膏汤证。因口苦甚，心口痛减去党参，因小便黄赤加茵陈。因胁痛、头痛、心口痛之三痛有瘀，合用旋覆汤（胡老以丹参代替新降）加当归、红花。因胸闷，心口痛，不欲食，再合用半夏厚朴汤加橘皮。胡老谓："橘皮消痰气，令能食，用量要大，我用五至八钱。"

【案 146】咳嗽

窦某，男，43 岁，病历号 061817。

1963 年 8 月 17 日初诊：今日胸胁烦闷，时呕吐，腹微胀，头亦觉胀。中虚停湿且伏热邪之象，为逐湿化热，兼培中土之法。

柴胡四钱	半夏三钱	党参三钱	黄芩三钱
生姜三钱	炒山栀四钱	豆豉三钱	大枣四枚
茯苓三钱	桂枝三钱	苍术三钱	炙甘草二钱

三剂

8 月 20 日二诊：已不呕，但尚多痰而咳，胸烦未解，头脑不清，脉弦滑，痰饮为患。

| 半夏三钱 | 茯苓三钱 | 干姜二钱 | 细辛二钱 |
| 五味子三钱 | 杏仁二钱 | 炙甘草二钱 | |

三剂

8 月 27 日三诊：咳已，痰减，但胸尚烦闷，腹稍胀，小便黄，脉略数，再为宽中解郁之治。

| 半夏四钱 | 厚朴三钱 | 茯苓四钱 | 枳实三钱 |
| 橘皮八钱 | 生姜三钱 | 苍术三钱 | 大枣四枚 |

三剂

按：胸胁烦闷，欲呕，给小柴胡合栀子豉汤及苓桂术甘汤。呕已，咳而多痰，予苓甘五味姜辛夏仁汤。咳已，胸烦闷，腹胀，用半夏厚朴合橘枳姜汤（以苍术易苏叶）。抓主证，用方证，既省钱，又有效。

【案 147】咯血

张某，男，38 岁，病历号 110034。

1964 年 7 月 23 日初诊：咳喘已 10 年，造影诊断支气管扩张。曾咯血，割治过两次。近日咳喘甚，恶心不欲饮食，口中无味，头痛，胸胀闷，咳甚时振动腹痛，苔白腻脉弦数。

柴胡四钱	白芍四钱	半夏三钱	枳实三钱
桂枝三钱	桃仁三钱	大黄二钱	生姜三钱
大枣三枚	炙甘草二钱	黄芩三钱	芒硝三钱 (分冲)

三剂

7月27日二诊：药后头痛差，但喘仍甚，胸胀闷，再以上法加减之。

柴胡四钱	栝楼一两	半夏四钱	桂枝三钱
桃仁二钱	薤白三钱	枳实三钱	白芍四钱
黄芩三钱	大枣三枚	生石膏一两半	大黄二钱
炙甘草二钱	红花三钱		

三剂

7月30日三诊：咳喘已轻，胸胀闷又略好转，上方再加桔梗二钱、橘皮五钱，栝楼增为一两半。

8月5日四诊：胸胀闷减轻，咳喘亦减，近以工作稍劳，咳又较重，大便较干，再以前法加减之。

柴胡四钱	半夏四钱	栝楼一两半	桂枝三钱
桃仁三钱	红花三钱	白芍三钱	枳实三钱
橘皮八钱	生姜二钱	大枣五枚	生石膏一两半
大黄二钱	桔梗二钱		

三剂

8月10日五诊：胸胀闷已，服药则咳喘减，但痰难去。停药则咳甚，而痰较前易出。喘尚作，身无力，大便正常，食欲不振，耳侧胀痛，口苦不欲饮。

柴胡四钱	半夏三钱	黄芩三钱	桂枝二钱
茯苓三钱	五味子三钱	厚朴三钱	桔梗三钱
杏仁三钱	桃仁三钱	生姜三钱	大枣三枚
生石膏一两半	大黄二钱	炙甘草二钱	

三剂

8月13日六诊：药后咳喘略差，耳侧痛轻，痰较易出，食亦稍增，上方生石膏增为二两，三剂。

按：支气管扩张咯血，近日咳喘甚，头痛恶心，胸闷腹痛，先以大柴胡合桃核承气汤下之，继以大柴胡加石膏合小陷胸再加桃仁、红花活血化瘀，效果明显。五诊，胸胀闷已明显减轻，但停药仍咳甚有痰，身疲乏，食欲差，予小柴胡去党参加厚朴杏仁桔梗汤，扶正化痰。再合桂苓味甘汤治其气上冲。因咯血，加桃仁、大黄行瘀，口苦加生石膏。

【案 148】咳血

鞠某，女，23 岁，门诊号 106528。

1964 年 7 月 11 日初诊：肺痨已三年余，经西医检查，左肺有空洞，睡时只能右侧卧，左侧卧则有压痛，咳嗽吐血，口舌干燥溃破，胸胁满闷时痛，不思饮食，头时晕，苔薄微黄，脉极虚细且数。阴虚热甚，肺叶为伤，因致以上诸症，尤其脉数且虚，精祛邪盛之象，大为可虞，为拟养阴救肺之剂。

柴胡四钱	麦冬四钱	半夏三钱	党参三钱
白芍三钱	桂枝三钱	桃仁三钱	牡丹皮三钱
茯苓三钱	生石膏一两半	栝楼一两	黄连二钱
生姜二钱	大枣三枚	炙甘草二钱	橘皮五钱
竹茹二钱			
			三剂

7 月 15 日二诊：药后咳减痰少，吐血亦只见一次，今日已不见，食欲增加，精神睡眠尤见好转，不过脉来尤数，不可轻视，再为前法加减治之。

生地六钱	麦冬五钱	胡麻仁三钱	生阿胶三钱 (烊化)
柴胡四钱	半夏三钱	党参三钱	桂枝三钱
生姜二钱	大枣三枚	黄芩三钱	栝楼一两
炙甘草二钱			
			三剂

7 月 18 日三诊：口干口苦，食无味，头晕甚，吐血已止，咳减轻，二便正常，脉尚虚数，再以前方加减之。

柴胡四钱	黄芩三钱	黄连二钱	党参三钱

半夏三钱	麦冬五钱	黄柏三钱	栝楼一两
生石膏一两半	竹茹二钱	生姜二钱	大枣三枚
炙甘草二钱			

二剂

7月30日四诊：头晕咳嗽俱减轻，口干苦已，脉虚亦有好转，唯饮食尚少，再予上方，生姜增为三钱，三剂。

按：肺痨咳血，先以小陷胸合小柴胡去黄芩合桂枝茯苓丸清热化痰祛瘀，再合橘皮竹茹汤降逆下气治其胸胁满闷时痛。继以炙甘草汤合小柴胡养阴扶正治其咳血脉数。最后以小陷胸合小柴胡加生石膏治其口干口苦，食而无味。

【案149】小便失禁

窦某，男，44岁，病历号061817。

1964年7月16日初诊：患慢性肝炎，肝区及腰背疼。近日咳嗽痰多，卧时则喘甚。自5月14日起，头痛头晕，咳喘甚则昏愦不知人。曾服苓甘五味姜辛夏仁汤、半夏厚朴汤、柴胡桂姜汤、小青龙加石膏汤，上症时好时发。现症，咳嗽吐白稠痰，并伴有胸痛，喉中痰鸣，活动则气短。近因咳嗽较重又晕倒一次，失去知觉，片刻苏醒，同时小便失禁（先后共有小便失禁四次），头有时刺痛感，食谷尚可，二便自调，舌苔黄腻，舌质绛，脉弦滑数。

柴胡四钱	白芍四钱	半夏三钱	黄芩三钱
桂枝三钱	桃仁三钱 (打碎)	牡丹皮三钱	枳实三钱
大黄二钱	生姜三钱	大枣三枚	炙甘草二钱
茯苓四钱			

三剂

7月23日二诊：服第一剂头煎药后，便下胶红状物，颇黏，咳明显减轻，头晕好转，没有晕倒过，小便失禁已，脉数解，方既有效，仍宜继服为佳，三剂。

8月13日三诊：半月余未服药，眩晕均差，前日晚小便又有失禁，咳又作并感气短，再以前法加减治之。

柴胡四钱	半夏三钱	干姜二钱	细辛二钱
五味子三钱	杏仁三钱	白芍三钱	桂枝三钱
桃仁三钱	茯苓三钱	黄芩三钱	大黄二钱
大枣三枚	炙甘草二钱	枳实三钱	

三剂

按： 肝炎，肝区及腰背痛。咳喘，晕厥小便失禁。服辛温止咳化痰药，效不明显。以大柴胡合桂枝茯苓丸汤下其瘀血，取效为佳。药后微有小腹痛，排出棕色胶黏大便，可知瘀血已去。胡老讲："久喘不愈，气短痰少，多有瘀血。晕厥，小便失禁为脑系病变，多有瘀血。凡此二者，以大柴胡合桂枝茯苓丸下其瘀血，诸症可愈。"

【案 150】咳血

尤某，女，31 岁，病历号 007982。

1959 年 12 月 14 日初诊：自幼吐血，时休时作，于 1958 年发现肺结核。但吐血在前，而肺病在后，当系瘀血为患可知。即肺病之形成与瘀血亦不无关系，故为疏泄行瘀之治。

柴胡四钱	半夏三钱	黄芩三钱	党参三钱
桂枝三钱	茯苓五钱	桃仁三钱	牡丹皮四钱
白术三钱	生姜二钱	大枣四枚	炙甘草一钱
生龙骨三钱	生牡蛎五钱		

三剂

按： 胡老讲："肺结核咳嗽咳血有盗汗，病程长有虚热，口唇干燥，饮食不好，我多用小柴胡加生石膏养脾胃，生津液，清虚热。病久必有瘀，合用桂枝茯苓丸汤剂，常取显效。"

【案 151】胸痹

陈某，女，54岁，病历号101899。

4月29日：经西医透视，两肺纹理粗乱，心脏呈主动脉型左室明显增大，前胸闷塞，心下疼，夜则但坐不能卧，右手不仁，下肢浮肿，脉沉。

柴胡四钱	半夏三钱	黄芩三钱	桂枝三钱
白芍三钱	枳实三钱	桃仁三钱	牡丹皮三钱
茯苓三钱	大黄二钱	生姜二钱	大枣三枚
炙甘草二钱			

三剂

胡老嘱患者服一剂后观动静，再服二三剂。

按：胸痹心痛，气短，夜不能平卧，呈端坐态，手麻，下肢浮肿，脉沉主里有病。此证为今日之肺心病伴有早期心梗，当有瘀血，以大柴胡合桂枝茯苓丸下之，因病情危重，胡老嘱其家属，密切观察服第一剂的药后反应。

【案 152】咳喘 1

穆某，女，66岁，病历号105264。

1963年6月17日初诊：小有喘咳，痰色白，心下痞满，食欲不振，食后心下胀满不舒，时有两胁撑胀，口干，大便日一二行，小便有热感，腹有热感，舌质偏红，中间有厚苔，脉弦细。

柴胡四钱	黄芩三钱	半夏三钱	生姜三钱
大黄二钱	白芍三钱	枳实三钱	炙甘草二钱
大枣四枚	橘皮五钱		

三剂

6月21日复诊：药后心痞满减轻，食后心下胀满不舒亦去，两胁撑胀除，仍食欲不振，口干欲饮，药后便泻泡沫状，次泻发红色便，且有热感，但仍以泻为爽，今仍矢气频，头晕，微有干哕，苔中心厚腻，脉弦有力，上方再三剂。

按：喘咳有白痰，心下痞满，甚时两胁撑胀。虽大便日一二次，但腹热，小便时亦有热感，口干舌红苔腻厚，仍以大柴胡汤下之。纳差，食后脘胀满，再合橘枳姜汤行气宽中，令能食。

窦有禄案，咳喘甚则晕厥小便失禁，服大柴胡合桂枝茯苓丸汤第一剂后，大便呈胶红状，显效。本案，喘咳心下痞满，服大柴胡合橘枳姜汤第一剂后，大便亦呈红色，亦显效。胡老用大柴胡的合方后，以观察大便是否有瘀血或黏液，论"方证相应，乃服之"而取效，真知灼见，炉火纯青。胡老雅号大柴胡，名不虚传。

【案 153】咳喘 2

宋某，女，62岁。

1961年3月2日：七八年来咳喘，冷季热季均发作，气短心跳，左胁痛，痰涎多，晨起痰黏稠。食纳佳，大便干，小便黄，口干喜饮，面、腿均肿，夜不能平卧，脉弦滑少数，苔中间白腻。

柴胡四钱	白芍三钱	半夏三钱	黄芩三钱
桂枝三钱	桃仁三钱	枳实三钱	大黄二钱
生石膏一两半	生姜二钱	大枣三枚	炙甘草二钱

三剂

据来人诉：药后效佳。

按：多年咳喘，气短心慌，痰黏稠量多，左胁痛，不能平卧，口干，小便黄，大便干，脉弦滑苔白腻，治以大柴胡生石膏汤加桂枝、桃仁止气上冲而祛瘀。

【案 154】咳嗽

张某，男，49岁。

1962年2月22日二诊：服药后咳嗽均减轻，多日未服药。近常觉欲呕，吐酸水，烧心，食纳不佳，二便正常，睡眠易醒，脉弦，舌苔白润。

柴胡四钱	半夏三钱	黄芩三钱	白芍三钱
枳实三钱	干姜二钱	桂枝三钱	茯苓三钱
白术三钱	桃仁三钱	牡丹皮三钱	大枣三枚
大黄二钱	炙甘草一钱		

三剂

3月2日三诊：咳嗽已减，近日已不喘，时欲呕，少食则呕，且时泛水，头晕，食纳佳，消化亦佳，大便日一次，少干，小便正常，睡眠正常，上方去干姜，加生姜三钱，三剂。

胡老曰："好了就不要再来看了。"

按：久病咳嗽，欲呕，烧心吐酸水，脉弦苔白。病久必有瘀，治以大柴胡合桂枝茯苓丸汤。欲呕吐酸水苔白为有寒饮，以干姜易生姜加炙甘草。

【案155】外感咳嗽

姚某，男，72岁。

1962年2月26日初诊：咳嗽多年，经六次割治疗法见轻，但未愈。近因外感咳喘作，吐黄痰，夜不得平卧，不欲食，胸满，溲黄，一身痛，苔黄而滑，脉浮数。

麻黄三钱	桂枝三钱	生石膏一两	柴胡四钱
白芍四钱	葛根三钱	枳实二钱	生姜二钱
大黄二钱	半夏三钱	黄芩三钱	

三剂

3月2日复诊：咳喘见效甚佳，痰亦减，欲食饮，上午症轻而夜间重，胸闷气短，不能平卧，二日来未大便，小便黄，脉弦数，苔花白。

第一方：

柴胡四钱	半夏三钱	茯苓三钱	白芍三钱

枳实三钱	干姜二钱	细辛二钱	五味子三钱
大黄二钱	炙甘草二钱		

三剂

第二方：

半夏四钱	厚朴二钱	苏子三钱	茯苓三钱
天花粉五钱	旋覆花三钱	杏仁六钱	陈皮六钱
竹茹二钱	大枣三枚	生姜二钱	

三剂

先服第一方，待便通后再服第二方。

按：外感咳喘，以咳为主，全身痛，脉浮，吐黄痰，小便黄，法当解表，治以葛根汤去大枣、炙甘草。因胸满不欲食，吐黄痰，苔黄腻，为内有瘀热，合以大柴胡加生石膏汤。

药后效佳，喘减痰已少。因家住较远，予二方继服。因二日不大便，小便黄，先服第一方：大柴胡减黄芩大枣合苓甘五味姜辛夏汤。大便通后服第二方：半夏厚朴汤合橘皮竹茹汤减人参甘草，加天花粉润燥，旋覆花降逆，杏仁止咳润肠。

【案156】咳嗽

刘某，女，66岁。

1962年2月16日初诊：过去有高血压病，近感头响，心悸，小劳则腰疼，近半月咳嗽痰已不多，食纳不香，大便常干，昨日四次不稀（服西药糖浆），小便正常，睡眠时佳时差。舌根黄腻，脉左略弦、尺弱，右沉弦细。

桂枝三钱	茯苓三钱	五味子二钱	苍术三钱
白芍三钱	桃仁三钱	牡丹皮三钱	泽泻三钱
半夏三钱	生姜二钱	炙甘草一钱	

三剂

2月20日二诊：服药后咳嗽轻，饮食佳，唯头晕作响，肛门肿疼，夜寐不宁，心悸，短气，脉弦细。

桂枝四钱	茯苓三钱	五味子二钱	白术三钱
白芍三钱	蒲公英五钱	连翘三钱	桃仁三钱
牡丹皮三钱	炙甘草二钱	泽泻三钱	

三剂

3月2日三诊：服上方六剂，已不咳嗽，自觉头响已减，睡寐已佳，肛门肿痛已瘥。有时仍短气、心悸，其他一般，脉沉细少迟，舌根苔白，仍与上方三剂。

按：素有高血压病，则头晕头响，经常腰疼眠差大便干，为内有瘀血，予桂枝茯苓丸。咳嗽心悸，脉弦苔腻，为内有痰饮，合用《金匮要略》茯苓泽泻汤。处方内含有苓桂味甘汤和苓桂术甘汤，可治其气上冲；有小半夏加茯苓汤，可加强治其头眩心悸的作用。

药后咳嗽减轻，饮食转佳，又增加肛门肿痛，夜寐不宁，仍服前方减去半夏生姜之辛热，加连翘蒲公英清热解毒而取效。

【案157】肝大胁痛

刘某，男，46岁，病历号132159。

1964年7月22日：月初曾发高烧，口苦，头晕，小便黄，服药烧退，现仍口苦，头胀晕，小便黄，肝大胁痛，外院诊为无黄疸型传染性肝炎，目干涩，小便黄，大便正常，饮食尚可，舌微黄苔，脉弦滑。

肝有邪气，胆多热，攻冲头脑，故口苦，头晕，溲黄而胁自痛也，消瘀热以调肝胆。

柴胡四钱	白芍三钱	半夏三钱	黄芩三钱
生姜三钱	枳实三钱	桂枝三钱	桃仁三钱
生石膏一两半	丹参八钱	茵陈五钱	当归三钱
大黄二钱	大枣三枚	炙甘草二钱	

三剂

按：肝炎头晕，肝大胁痛，目干口苦，小便黄，苔黄脉弦，为瘀热在肝胆。饮食尚可，大便正常，为脾胃不虚。以大柴胡加生石膏茵陈汤合桂枝茯苓丸，下其瘀热。因小便黄减茯苓。以丹参代丹皮，另加当归，可养血活血以祛瘀热。大黄与方中药物同煎，可加强祛瘀生新的作用，服后可促使肝大变小。

【案 158】肝大胁痛

李某，男，53岁，病历号 095392。

1962年11月19日初诊：今年九月发现无黄疸型肝炎，并查有主动脉硬化，当时右目出血，经治肝功能恢复正常，现在胁痛不舒，心下堵闷，有时似欲呕，睡眠不佳，心悸，心慌，口干苦，脉弦数。

心气不定则悸且慌，心火不足则脾虚中寒，堵闷欲呕谷属其候。肝大胁痛，郁而血瘀，肝胃不和，心又不健之症。

柴胡四钱	黄芩三钱	天花粉五钱	生牡蛎一两
桂枝四钱	枳实三钱	茯苓四钱	桃仁三钱
白芍五钱	冬瓜子三钱	苍术三钱	炙甘草二钱
生姜二钱			

三剂

12月2日二诊：呕减，肝区不痛，但心下硬满，睡眠不佳，食欲不振，心仍悸，易汗出。

柴胡四钱	党参三钱	半夏三钱	生姜三钱
黄芩三钱	生枣仁六钱	炒山栀四钱	生龙骨五钱
生牡蛎五钱	厚朴三钱	苏子三钱	桂枝四钱
白芍三钱	桃仁三钱	苍术三钱	泽泻三钱
旋覆花三钱	猪苓三钱	大枣三枚	甘草二钱

三剂

12月28日三诊：药后睡眠好转，汗出已，余症亦显有减轻，肝区不疼、但感不舒，故再以上方加橘皮五钱，续行消息之。

按：11 月 19 日方：肝大胁痛脉弦为血瘀。心下堵闷欲呕为寒湿。心慌气短眠差，口干苦，脉数，为心气不足、津液亏损。治以四逆散合桂枝茯苓丸，疏肝祛瘀，再合栝楼桂枝汤及栝楼牡蛎散，生津止渴，补虚安神。方中含有苓桂术甘汤，降气上冲逐水湿。

12 月 2 日方：虽见效，仍有心下硬满，食欲差，心悸汗出，为心气不足，寒湿在里，治以小柴胡加龙骨牡蛎汤合半夏厚朴汤，再合五苓散。胡老用旋覆花汤治胸中结气，常以丹参或桃仁代替新绛。用栀子豉汤治睡眠不加，常以生枣仁代替淡豆豉，枣仁不能用炒者，要用生枣仁，最好将其压破，打破时可能生枣仁乱飞。

【案 159】肝炎

梁某，女，33 岁，病历号 106926。

1962 年 5 月经协和医院穿刺确诊为急性传染性肝炎（无黄疸型），月经不调，身疲倦，心烦躁，肝区痛，头晕，时有恶心，腰疼，小便黄，口苦，咽干，舌有白腻苔，脉弦。

邪在肝则胁时痛。肝主血，肝病则恶血为瘀，故经行不利。口苦咽干，目眩，亦均少阳郁热之象，亦是目病及腑之自然趋势。

柴胡四钱	黄芩三钱	天花粉五钱	生牡蛎六钱
桂枝三钱	干姜二钱	白芍四钱	丹参一两
旋覆花三钱	红花三钱	桃仁三钱	牡丹皮三钱
茯苓三钱	炙甘草二钱		

三剂

按：肝炎，口苦咽干，目眩脉弦，虽为少阳证，但同时兼有头晕，身疲乏，可知患者正气已虚，予柴胡桂枝干姜汤。肝区痛，腰痛，经行不利，为有瘀血，合桂枝茯苓丸加红花。恶心，苔白腻为中焦湿郁，再合旋覆花汤，以丹参代替新绛。

【案 160】黄疸

宋某，男，30 岁，病历号 102117。

1963 年 4 月 24 日初诊：于 3 月 8 日发现黄疸，经隆福医院诊为急性传染性肝炎。检查：浊度 14 单位，絮状 +++。现症：肝区疼痛甚，恶心，不欲食。腹胀拒按，大便干，头晕，溲赤，舌有黄苔，脉弦数。由有瘀热，邪已传肝，故胁痛欲呕，法宜疏肝调胃以除瘀热。

柴胡四钱	半夏三钱	黄芩三钱	白芍四钱
枳实三钱	生姜三钱	大枣四枚	栀子三钱
茵陈一两	桃仁三钱	牡丹皮三钱	冬瓜子三钱
大黄二钱	生甘草二钱		

三剂

4 月 27 日二诊：胁痛稍差未已，腹胀轻，仍恶心不欲食，心烦，上方加桂枝三钱、栀子增为四钱，三剂。

4 月 30 日三诊：诸症稍减，饥而不欲食，恶心，溲赤，睡眠不实。服上药六剂，只解大便二次。上方加芒硝一钱半分冲，桂枝增为四钱，三剂。

5 月 4 日四诊：药后大便数次，有硬便及黏液便排出，诸症大减，进食增加，恶心，溲赤均减。

柴胡四钱	黄芩三钱	半夏三钱	枳实三钱
白芍四钱	茵陈八钱	栀子三钱	生姜三钱
大枣四枚	大黄二钱		

三剂

按： 20 世纪 60 年代，肝炎、黄疸多发。胡老门诊量大，积累了很多宝贵经验，胡老带我们实习时讲："黄疸发黄，首选大柴胡合茵陈蒿汤，非它莫属。"本案瘀热在里，初诊治以大柴胡合茵陈蒿及大黄牡丹汤去芒硝。病有减轻，但大便仍不畅，仍予原方加芒硝及桂枝，有桂枝茯苓丸之意。

【案 161】肝炎

缪某，成人，女。

8 月 5 日：肝炎，肝区尚有不舒感，关节仍较酸痛，脉尚较缓，仍以上方加减治之。

柴胡四钱	黄芩三钱	天花粉六钱	生牡蛎五钱
桂枝三钱	干姜三钱	旋覆花三钱	红花三钱
当归三钱	白芍五钱	川芎二钱	丹参一两
苍术四钱	泽泻三钱	炙甘草二钱	生黄芪三钱
木防己三钱			

三剂

按：肝炎肝区不舒感，脉缓，治以柴胡桂枝干姜汤合当归芍药散舒肝散寒养血。关节明显酸痛，脉缓，合以防己黄芪汤益气固表利湿。

【案 162】肝区痛

唐某，男，18 岁，病历号 131512。

1964 年 7 月 10 日初诊：药后食欲稍好，肝区仍疼，腹时痛，苔黄腻，脉弦。

柴胡四钱	半夏三钱	黄芩三钱	生姜三钱
白芍三钱	枳实三钱	桂枝三钱	桃仁三钱
红花二钱	大枣三枚	大黄二钱	炙甘草二钱

三剂

8 月 3 日二诊：上方连服 9 剂后，胁痛、腹痛逐有好转，食欲增进。但觉腹痛，脉弦稍滑。

柴胡四钱	白芍五钱	枳实四钱	旋覆花三钱
红花三钱	丹参一两	川芎二钱	郁金三钱
香附三钱	茵陈五钱	炙甘草二钱	

三剂

按： 7 月 10 日方：肝炎肝区痛，并时有腹痛，属有血瘀之实证，治以大柴胡汤清肝胆郁热，合用桃红四物汤调营卫祛瘀。8 月 3 日方：胁痛减轻，仍觉腹痛，予四逆散合旋覆花汤。加郁金、香附行气解郁，加川芎活血止痛，加茵陈清利湿热。

【案 163】肝区痛

任某，成人，男。

1964 年 8 月 4 日：已不恶心，饮食好转，近来肝区痛甚，头晕，余无所苦，脉弦稍滑。

柴胡四钱	赤芍三钱	白芍三钱	枳实四钱
旋覆花三钱	红花三钱	当归三钱	丹参一两
茵陈八钱	吴茱萸三钱	炙甘草二钱	郁金三钱
香附三钱	苍术三钱	泽泻三钱	

三剂

【案 164】肝区痛

唐某，女，26 岁。

1964 年 12 月 5 日：肝区痛，不通则痛，仍属肝气多郁，瘀血犹在之象，故仍主疏肝理气、和血祛瘀为法。

柴胡四钱	白芍四钱	枳实三钱	当归三钱
半夏三钱	厚朴三钱	苏子三钱	茯苓三钱
栝楼八钱	黄芩三钱	生姜三钱	橘皮六钱
旋覆花三钱	红花三钱	炙甘草二钱	香附三钱

三剂

【案 165】感冒

金某，女，29 岁，病历号：097128。

1964 年 7 月 28 日初诊：头痛晕、恶心，腹胀，背胁痛，发低烧，舌微苔，脉弦细。

半夏四钱	生姜三钱	茯苓三钱	橘皮五钱
吴茱萸三钱	大枣三枚	白芍四钱	当归三钱
炙甘草二钱			

三剂

8 月 4 日二诊：头痛差，腹不胀。

【案 166】肝区痛

尹某，男，41 岁，病历号 085249。

7 月 29 日：多日未服药，胁胀肝区痛，头晕时欲呕，脘亦胀，脉细滑。

柴胡四钱	白芍五钱	枳实四钱	橘皮六钱
生姜三钱	旋覆花三钱	红花三钱	吴茱萸三钱
当归三钱	丹参一两	苍术三钱	泽泻四钱
郁金三钱	香附三钱	炙甘草二钱	

三剂

【案 167】胁痛

李某，女，24 岁，病历号 123208。

1964 年 8 月 6 日：食欲增进，但胸胁腰背疼痛未已。

半夏四钱	栝楼一两半	橘皮八钱	桂枝三钱
薤白三钱	柴胡四钱	桔梗三钱	枳实三钱
当归二钱	川芎二钱	苍术三钱	泽泻四钱

茯苓三钱	炙甘草二钱		

三剂

【案 168】胸胁痛

沈某，男，34 岁，病历号 126238。

1964 年 5 月 27 日：右胸胁作痛，食欲如常，睡眠佳，大便日一二行，小便黄赤，五心烦热，牙疼。

柴胡四钱	白芍六钱	枳实四钱	旋覆花三钱
桔梗三钱	红花三钱	当归三钱	丹参一两
茜草八钱	吴茱萸三钱	茵陈八钱	炙甘草二钱
郁金二钱	香附三钱	生石膏一两半	

三剂

【案 169】肝区痛

陈某，男，29 岁，病历号 035471。

7 月 9 日：头晕，恶心，腹胀不欲食，肝区有压痛，经检验肝功能不正常，舌苔白薄，二便正常，脉弦细。

柴胡四钱	白芍四钱	枳实四钱	苍术三钱
半夏三钱	苏子三钱	茯苓三钱	厚朴三钱
旋覆花三钱	红花三钱	当归三钱	降香二钱
炙甘草二钱	生姜三钱		

三剂

【案 170】肝区痛

要某，男，23 岁，病历号 097820。

1963 年 2 月 16 日：发现肝大已三月（肝大，1.5cm，质稍硬），肝区疼痛，腹胀，大便溏，食欲时好时坏，睡眠多梦，舌苔腻，脉弦。

邪在肝则胁痛，脾气虚则腹胀便溏，为平肝扶脾之象治。

柴胡四钱	白芍六钱	半夏三钱	厚朴三钱
苏子三钱	旋覆花三钱	生姜二钱	吴茱萸三钱
鸡血藤三钱	红花三钱	郁金三钱	香附三钱
炙甘草二钱			

三剂

【案 171】胁痛

李某，成人，男。

外感诸症已差，仍觉两胁胀满不适，两胁日继作痛，纳谷不香，周身无力，心中作烦，脉弦细。

橘皮一两	半夏四钱	厚朴三钱	苍术三钱
干姜二钱	党参三钱	旋覆花三钱	苏子三钱
当归三钱	红花三钱	降香三钱	

三剂

【案 172】肝区痛

何某，成人，女。

嗳气已除，肝区隐痛，腹仍胀，肠鸣，食纳一般，便稀，日二次，偶尔头痛，睡眠不实，舌净脉弦，口有热感，不欲饮水。

柴胡四钱	白芍五钱	枳实四钱	旋覆花三钱

红花三钱	当归三钱	降香二钱	香附三钱
吴茱萸三钱	丹参一两半	茵陈一两	炙甘草二钱

二剂

【案 173】慢性肝炎

袁某，男，32 岁，病历号 080364。

慢性肝炎，庞大夫治疗多次，效果不明显。

1963 年 8 月 20 日初诊：头晕疼，肝区痛，胃脘亦时痛，时有恶心，脉弦细，仍属中虚有湿，肝胃不和之象。

柴胡四钱	白芍四钱	枳实三钱	旋覆花三钱
生牡蛎四钱	红花三钱	丹参八钱	吴茱萸三钱
郁金三钱	香附三钱	苍术三钱	泽泻三钱
茵陈五钱	炙甘草二钱		

三剂

8 月 27 日二诊：药后头晕痛、肝胃区疼均减轻，但今又感冒，鼻息不畅，咽有微痛，头偏侧痛，口干欲饮水，先治外感，后以治肝。

第一方：

柴胡四钱	半夏三钱	黄芩三钱	桔梗三钱
薄荷一钱	杏仁三钱	生石膏一两半	生姜二钱
大枣三枚	炙甘草二钱		

一剂

第二方：

上次原方三剂。

患者自诉服上方三剂，精神体力均显著转佳，很满意。

【案174】肝炎

李某，男，42岁，病历号107550。

1963年7月30日初诊：1962年元月发现肝炎，肝大3cm，经铁路医院治疗八月未愈，尤其心下胀满，不欲食，有头晕，肝区痛，二便正常，舌苔薄白有泡沫，脉弦略数。

肝病必传脾，心下胀满不能食，胃气不振，停湿多寒之象，法宜温药和之，兼以舒肝。

半夏四钱	厚朴三钱	苏子三钱	茯苓三钱
生姜三钱	柴胡四钱	白芍三钱	枳实三钱
苍术三钱	橘皮八钱	当归三钱	降香二钱
炙甘草二钱			

三剂

【案175】肝炎

付某，男，34岁，病历号104471。

慢性肝炎，肝区痛，头痛偏左侧，头晕，脉弦细。

柴胡四钱	黄芩三钱	天花粉六钱	生牡蛎八钱
桂枝三钱	干姜二钱	白芍六钱	红花三钱
丹参一两	吴茱萸二钱	旋覆花三钱	郁金三钱
香附三钱	炙甘草二钱		

三剂

后，来人告知有效。

按：病案161～164，166～175等，均为肝区痛，兼证较少，故写成一个按语。

1959—1964年，国家正值困难时期，营养不良性肝炎、肝大、黄疸型肝炎、无黄疸型肝炎多发。其中一部分患者经过治疗和调养，病情及化验结果逐步恢复正常，唯有肝区痛迟迟不能缓解，影响工作和生活。故来附院门诊请胡老中药治疗。兹将胡老辨证用药经验介绍如下：

肝区痛的主要病机是体质不虚，气滞血瘀。"气"指阳气，是人体正常生理功能。"气滞"是因劳累，情绪不好，饮食失调，或遇寒热，影响到肝脏代偿功能的正常恢复。气滞则血瘀，瘀者缓也，血液循环不好也可致痛。其表现为两胁不舒，或右胁疼痛，头晕欲呕，甚者或有腹痛，脘胀，噫气，食欲减退，睡眠不好等症。

肝区痛乃少阳证，少阳之阳气被郁，正常代谢功能的恢复受阻。虽有心下痞，郁郁微烦，但与大柴胡汤证有所不同。本证无呕吐，故去半夏、生姜。因无明显热象，故去黄芩。少阳不可下而去大黄。因而肝病的肝区痛常以四逆散主治，并视其不同的兼证而辨证用药。

（1）若兼有咽中不舒，或胸脘胀满，或咳，常合用半夏厚朴汤，降逆消胀，化痰祛饮。因无表证而有内饮，以苏子代替苏叶，常遇茯苓缺货，故胡老没法用茯苓。或用生薏苡仁或用五苓散散剂代之。

（2）因"肝着"血瘀，胸中气塞，患者常以手拍打胸部，合用旋覆花汤，行气散结。胡老常以红花，或丹参，或茜草代替新绛。

（3）常加用香附、郁金，理气解郁，行气止痛，还可加强活血药的祛瘀作用。

（4）有时加用当归或丹参，养血活血，有逍遥散之意。

（5）若眩晕，合用泽泻汤。

（6）若头痛头晕，加用吴茱萸。

（7）食欲不好，胡老常加用橘皮五钱至一两，并讲："消痰气，令能食也。"

半夏泻心汤证的重点是心下痞满，但满而不痛，而本方证的重点是胸胁不舒而痛。大柴胡汤证的要点是呕不止，而本方证严重时，只有恶心。逍遥散的重点是气郁兼脾虚血虚，胸胁不痛，而本方证是气滞血瘀而痛，疼痛重而胀满较轻。逍遥散是虚证，而本证偏于实证。

《伤寒论》有"或证"的方证只有四方，四逆散是其中之一。胡老扩大应用四逆散的或证，既有理论又有实践，疗效可靠是顺理成章的事。

【案 176】肝炎

王某，男，40 岁，病历号 102574。

1963 年 5 月 3 日初诊：1962 年 10 月确诊为肝炎，腹胀明显，肝功能破坏较甚，腹胀肠鸣，头晕，噫气，食欲不佳，不能吃油腻，自觉气从右侧少腹上冲胃脘，头晕胀而沉，走路有飘浮感，小便赤而频数，时自觉有失约之象，矢气多则腹胀减轻，舌苔薄白，脉濡时结。

处方一：

橘皮一两	半夏四钱	厚朴三钱	苏子三钱
苍术三钱	枳实三钱	生姜三钱	旋覆花三钱
降香二钱	红花三钱		

三剂

处方二：

半夏四钱	厚朴三钱	苏子三钱	生姜三钱
橘皮八钱	旋覆花三钱	枳实三钱	茯苓三钱
猪苓三钱	泽泻三钱	桂枝三钱	大枣三枚
苍术三钱			

三剂

中虚运化失权，故腹胀肠鸣，食欲不振，肝虽大而不疼，脉虽结而心无别证，均无大碍，统观各证，脾胃表现突出，故为安中消胀，先以中土为治。因家住较远，勉拟二方，先服处方一，后服处方二。

5 月 27 日二诊：腹胀打呃，气从少腹上冲胃脘，大便初硬后溏，量多，小便色黄，睡眠佳，舌苔薄白，脉时结。上第二方增桂枝为五钱降其冲气，以干姜二钱代替生姜，三剂。

6 月 11 日三诊：服上药七剂，头晕已除，饮食增加，精神体力转佳，一月来体重增加六斤，仍腹胀，气从少腹上冲胃脘，小便色黄量不少，大便正常，日二次，舌苔薄白，口不渴，脉结。

上方去大枣加吴茱萸一钱，三剂。

【案177】肝炎

付某，男，40岁，病历号081487。

1963年4月22日：1959年患肝炎，右胁及背痛，腰腿亦疼，睡梦多，小便频，心下胀满，食后为甚，脉弦，时欲呕。

柴胡四钱	黄芩三钱	半夏三钱	生姜三钱
党参三钱	白芍三钱	枳实三钱	桂枝三钱
苍术三钱	茯苓三钱	泽泻三钱	猪苓三钱
大枣四枚	炙甘草二钱		

三剂

药后诸症减轻，十余剂后腰背痛已除，小便正常，患者又自服十余剂，肝功能好转。

【案178】肝区痛

王某，女，47岁，病历号068986。

1963年6月4日初诊：肝区痛胀，牵引腰背胀，腹亦胀，时有心悸，头晕，胸闷，气短，有时口苦，目眩，饮食不佳，失眠，大便日二三次，小便有时黄，苔白，脉滑数。

柴胡四钱	黄芩三钱	天花粉四钱	生牡蛎五钱
桂枝三钱	干姜二钱	厚朴三钱	苏子三钱
半夏三钱	橘皮八钱	苍术三钱	茯苓三钱
白芍四钱	丹参五钱	红花三钱	炙甘草二钱
元胡三钱			

三剂

6月11日二诊：进服前药五剂，肝区痛胀、腹胀、头晕、胸闷气短均减轻，有时口苦，目眩，饮食少增，失眠如常，大便日2～3次，小便时黄，舌苔白，脉滑数，上方加泽泻三钱，猪苓三钱。

【案 179 】肝区痛

魏某，成人，男。

此周内外感已愈，肝区侧胸胁疼痛不适，时心慌，食纳不香，胃嘈杂情况已愈，小便黄，睡眠佳，脉弦数，舌绛。

柴胡四钱	桂枝四钱	生牡蛎八钱	龙骨五钱
白芍四钱	枳实四钱	苍术三钱	茯苓三钱
丹参一两	当归三钱	降香二钱	香附三钱
炙甘草三钱			

三剂

【案 180 】肝炎

哈某，男，40 岁，病历号 082519。

胃已经切除，1962 年 11 月间又发现肝炎，现肝功能 SGPT 476 单位，身酸倦，时昏迷，肝大有压痛，性烦躁，大便赤，口干苦，下肢浮肿有凹陷，关节疼痛，舌无苔有泡沫，脉弦迟。

肝实热结，肝虚气滞。

柴胡四钱	黄芩三钱	天花粉四钱	生牡蛎八钱
桂枝三钱	炮姜三钱	白芍四钱	丹参一两半
红花三钱	车前子四钱	茵陈一两	郁金三钱
香附三钱	炙甘草二钱		

三剂

1963 年 5 月 29 日：药后精神好转，小便色稍淡，余症无变化，脉沉迟。

柴胡四钱	黄芩三钱	天花粉四钱	生牡蛎八钱
白芍四钱	枳实四钱	桂枝三钱	苍术三钱
泽泻三钱	旋覆花三钱	丹参一两半	郁金三钱
茵陈一两	炙甘草二钱		

三剂

【案181】慢性肝炎

安某，女，32岁，病历号022633。

1963年7月31日初诊：据述所患慢性肝炎，现腰胁疼，不欲饮食，大便溏，完谷不化，脉沉弱，下肢冷。中虚且寒，为仿四逆汤法以救其里，后再治肝。

干姜三钱	炮附子三钱	炙甘草二钱	党参三钱
			二剂

8月3日二诊：药后大便即调，已无完谷，里气既复，再议治肝，方用：

柴胡四钱	黄芩三钱	天花粉四钱	生牡蛎五钱
桂枝三钱	干姜二钱	白芍四钱	丹参六钱
杜仲三钱	元胡三钱	吴茱萸二钱	苍术三钱
茯苓三钱	泽泻三钱	郁金三钱	香附三钱
炙甘草二钱			
			三剂

8月7日三诊：大便已调，食欲觉好转，但仍头时痛，胸沉闷，腰胁酸痛，小便频量少，再依上方加减之。

柴胡四钱	黄芩三钱	天花粉五钱	生牡蛎六钱
桂枝三钱	干姜二钱	白芍六钱	当归三钱
川芎三钱	茯苓三钱	苍术三钱	泽泻三钱
丹参五钱	桔梗三钱	吴茱萸三钱	郁金三钱
香附三钱	炙甘草二钱		
			三剂

【案182】肝大

李某，男，33岁，病历号107956。

1960年来一直肝大，但肝功能正常，近一月来食欲不振，睡多梦扰，疲倦无力，体重显有下降，肝区有压痛，余无所苦，二便正常，舌净无苔，脉缓。

肝胃不和，故食欲不振，体瘦精疲，自属当然现象，肝藏魂，肝病魂不安定，因多梦扰也，法宜调胃疏肝，以进饮食，方用：

柴胡四钱	黄芩三钱	天花粉五钱	生牡蛎八钱
半夏三钱	厚朴三钱	苏子三钱	生姜三钱
白术三钱	丹参五钱	泽泻三钱	炙甘草二钱
白芍三钱			

三剂

8月12日：药后食欲好转，大便不溏，但仍多梦，效不更方，故仍以原方加茯苓三钱治之，3～6剂。

【案183】胁痛

王某，女，34岁，病历号128597。

1964年8月8日：多日未服药，胁背痛又作，并略浮肿，夜寐多梦不安，下午腹胀，脉沉细。

柴胡四钱	黄芩三钱	天花粉六钱	生牡蛎五钱
桂枝三钱	干姜三钱	白芍五钱	橘皮六钱
枳实四钱	旋覆花三钱	红花三钱	当归三钱
丹参一两	苍术三钱	泽泻四钱	吴茱萸二钱
茵陈五钱	炙甘草二钱	桔梗三钱	生石膏一两

三剂

【案184】肝炎

王某，女，18岁，病历号100664。

1964年7月29日：经复兴医院检验，肝功能恢复正常，诸症大致消失，唯近感下肢无力，不能久立，久立则酸痛，余尤所苦，脉亦较复合。

| 柴胡四钱 | 白芍六钱 | 桂枝三钱 | 生姜三钱 |
| 大枣四枚 | 枳实三钱 | 炙甘草二钱 | 牛膝三钱 |

三剂

【案 185】肝炎

常某，男，25 岁，病历号 040829。

1964 年 7 月：肝炎已两年有余，口干，心胸烦热，清晨口泛酸，大便正常，小便色黄，苔白厚腻，脉弦有力。

柴胡四钱	半夏三钱	党参三钱	黄芩三钱
生姜三钱	大枣三枚	炒山栀三钱	炙甘草二钱
生石膏一两半	茵陈八钱	丹参一两	

三剂

【案 186】慢性肝炎

彭某，女，27 岁，病历号 031221。

1963 年 2 月 4 日初诊：慢性肝炎，头晕痛，胸闷疼，肝区痛，身无力，噫气，泛酸，时腹胀腰酸，脉弦细。

柴胡四钱	黄芩三钱	天花粉四钱	生牡蛎六钱
桂枝三钱	干姜二钱	吴茱萸三钱	白芍六钱
红花三钱	丹参一两	郁金三钱	香附三钱
炙甘草二钱	旋覆花三钱	苏子三钱	橘皮六钱

三剂

2 月 12 日复诊：药后症差，以经来，诸症又作（屡次如此），上方再加苍术、泽泻各三钱，另予蜜丸方常服。

柴胡四钱	黄芩三钱	天花粉五钱	党参三钱
干姜二钱	大枣三枚	炙甘草二钱	当归三钱
川芎三钱	白芍六钱	枳实三钱	香附三钱
橘皮四钱	郁金三钱		

三剂

【案 187】肝炎

杨某，男，51 岁，病历号 132664。

1964 年 7 月 27 日初诊：肝胃不和（迁延性肝炎），1963 年 12 月发现无黄疸型传染性肝炎，现仍肝功能不正常，心下痞，不欲食，心口偏左微隐痛，腹胀，二便正常，食欲不振，舌白苔滑，脉弦略数，提示肝胃不和。

| 半夏四钱 | 党参三钱 | 黄芩三钱 | 黄连三钱 |
| 干姜三钱 | 大枣三枚 | 栝楼一两 | 炙甘草二钱 |

三剂

8 月 3 日二诊：心下痞、腹胀药后减轻，但未尽已，仍食不振，再为平胃消胀进食之治。

半夏四钱	厚朴三钱	苏子三钱	生姜三钱
苍术三钱	橘皮五钱	柴胡四钱	党参三钱
大枣三枚	黄芩三钱	炙甘草二钱	

三剂

【案 188】肝炎

李某，男，病历号 092046。

1964 年 8 月 4 日初诊：迁延性肝炎。1963 年 8 月发作黄疸型肝炎，住西医院治疗，迄去年末即愈出院。今年 2 月又复发作，又经住院治疗，肝功能恢复，即行出院，但肝区仍痛，腰痛，头晕，并另有高血压症，下肢微浮肿，血压 140/90mmHg，舌苔白而干，脉弦迟左大。

柴胡四钱	黄芩三钱	天花粉五钱	桂枝三钱
干姜三钱	白芍五钱	当归三钱	川芎三钱
茯苓三钱	苍术三钱	泽泻四钱	炙甘草二钱
生石膏一两半	茵陈五钱		

三剂

8月7日二诊：药后变化不大，下肢肿，膝关节痛，胁痛轻，头尚时晕，血压 135/85mmHg，上方加生黄芪三钱、木防己三钱，三剂。

8月10日三诊：头晕稍减轻，下肢关节痛甚，为和营卫以祛寒湿为法。

桂枝三钱	白芍三钱	生姜三钱	大枣三枚
炙甘草二钱	苍术四钱	炮附子二钱	茯苓三钱

三剂

8月13日四诊：药后关节痛减，但尚肿胀，上方再增炮附子为三钱。

【案 189】慢性肝炎

詹某，女，38 岁，病历号 132122。

慢性肝炎。1962 年 3 月经协和医院确诊为无黄疸型肝炎，经治肝功能恢复正常，去年以来肝功能又复波动，迄今仍不正常。现腹胀，疲倦，肩酸，肝区时有微痛，大便溏日二三次，小便上午正常，下午量少即腹胀。近患感冒已三周未愈，时头痛咳嗽，气短，口苦，脉弦微数，易汗出。

肝脾不和，故胁痛而腹时便溏，头痛咳嗽，舌苔白口苦，乃外感后遗热未去之征，为疏肝和脾兼清外邪立法。

半夏四钱	厚朴三钱	苏子三钱	茯苓三钱
橘皮八钱	柴胡四钱	生姜三钱	黄芩三钱
大枣三枚	生石膏一两半	苍术三钱	泽泻三钱
桂枝三钱	白芍四钱	桃仁三钱	旋覆花三钱

炙甘草二钱	丹参一两	茵陈二钱
		三剂

7月25日二诊：咳喘减轻，肝区未痛，但仍肩酸、腹胀、疲倦未解，仍汗出，脉亦弦数。

柴胡四钱	黄芩三钱	天花粉六钱	生牡蛎一两
桂枝三钱	干姜二钱	生石膏一两半	五苓散四钱
炙甘草二钱			
			三剂

8月1日三诊：喘已，尚微咳，小便增畅，腹胀减轻，肝区未痛，肩酸，汗出亦减，但犹未已。

柴胡四钱	黄芩三钱	天花粉八钱	生牡蛎一两
桂枝三钱	干姜三钱	五苓散四钱	白芍三钱
生枣仁五钱	当归三钱	炙甘草二钱	生石膏一两半
			三剂

8月8日四诊：小便增多诸症好转，上方增桂枝、白芍各四钱，川芎二钱，三剂。

【案 190】肝炎

王某，女，34 岁，病历号 094341。

发现肝炎已年余，肝功能破坏甚重，迄未恢复，现在腹胀，两胁痛，时恶心，肠鸣便溏，舌净，脉弦细右甚。

肝久病不已，法自传脾，统观各证，亦确肝实脾虚为患，急以调理脾胃而维中气之治。

半夏四钱	党参三钱	黄芩三钱	黄连三钱
大枣四枚	干姜三钱	炙甘草二钱	
			三剂

【案 191】肝炎

徐某，男，41 岁，从江苏来诊。

1963 年 6 月 13 日：1960 年发现无黄疸型肝炎，经治大致已愈，头昏晕，心悸，饮食正常，二便通调，一年来舌生白粒状物，经切除化验无结果，近又复生，舌苔白滑，脉沉弦，左少滑。

肝大、胁痛，瘀热为患，头晕心悸，停湿使然，舌苔白滑，脉弦滑皆其候也。

柴胡四钱	白芍四钱	枳实四钱	桂枝三钱
生牡蛎五钱	生薏苡仁八钱	茯苓三钱	丹参五钱
红花三钱	吴茱萸二钱	郁金三钱	香附三钱
炙甘草二钱			

三剂

【案 192】肝大

张某，男，40 岁，病历号 108928。

1963 年 8 月 22 日初诊：发现肝大已月余，屡经检查，肝功能正常，唯有右胁痛，头痛头晕，口干咽堵，胸闷，不欲食，脘腹胀，大便微溏，小便频，量少，尿道时痛，肩臂酸腰疼，舌苔微薄黄，脉弦数。

胸闷胁痛病在肝，腹胀便溏病在脾，小便不调，停湿不行，郁热上冲头痛头晕。肝主筋而脾主肉，肩背腰致以发酸痛也。统观各症，当系肝脾不和，停湿蕴热之象，脉弦数，苔薄黄亦其候也。

柴胡四钱	黄芩三钱	天花粉五钱	生牡蛎六钱
桂枝三钱	猪苓三钱	茯苓三钱	泽泻三钱
滑石四钱	生薏苡仁八钱	吴茱萸三钱	白芍四钱
红花三钱	丹参一两	郁金三钱	香附三钱
炙甘草二钱	茵陈八钱		

三剂

【案 193】肝区痛

孙某，男，48 岁，门诊号 044109。

1964 年 7 月 23 日复诊（编者注：初诊记录缺失）：患慢性肝炎已两年，现经协和医院化验，仍属活动期。SGPT 500，TTT 20 单位，TFT（+++），肝大三指，质硬，脾大一指。现症：肝区痛，右下腹阑尾部亦疼，腰尚稍酸，睡眠不佳，脉弦略迟，肝功能已大为恢复，再依前法处之。

柴胡四钱	黄芩三钱	天花粉一两	生牡蛎八钱
桂枝三钱	干姜三钱	白芍三钱	当归三钱
川芎三钱	苍术三钱	茯苓三钱	泽泻三钱
炙甘草二钱	生酸枣仁五钱	生石膏一两半	

三剂

另：鳖甲煎丸五两，每服二钱，日服两次。

补记：本证经北大医院治疗两年余，肝功能 SGPT 始终在 300 ～ 500 单位，经胡老诊治半年以来，为证颇有好转，病情稳定，患者感觉良好。肝功能 SGPT 降至 30 单位，患者异常喜欢。上方曾连服 20 余剂，颇效。胡老讲："本病自加用生石膏以来，显有良效。"

【案 194】肝大

许某，女，30 岁，病历号 107318。

1962 年 6 月初诊：发现肝大，两胁痛，今年三月经六院穿刺确诊为肝炎，现症：头晕，耳鸣，恶心，心悸，两胁痛，左尤甚，腹胀，大便频但不畅，小便时少时多，色黄，舌苔微白，脉数。

邪在肝，肝病则传脾，胁痛腹胀而属其候，为疏肝通瘀、利水和中之法。

柴胡四钱	黄芩三钱	天花粉五钱	生牡蛎八钱
桂枝三钱	干姜二钱	白芍三钱	桃仁三钱
牡丹皮三钱	茯苓三钱	苍术三钱	猪苓三钱

泽泻三钱	炙甘草二钱

三剂

【案 195】肝炎

李某，男，30 岁，病历号 107327。

1963 年 7 月 30 日初诊：今年六月发作黄疸，经治已愈，现只腰酸痛，下肢稍有痛，劳时小便色黄，余无任何自觉证，舌微属白苔，脉弦稍数。

肝病已愈，遗热未清，当有郁滞，筋不得舒，因腰酸腿痛犹不了了也，为疏肝和血以濡筋脉。

柴胡四钱	黄芩三钱	天花粉五钱	桂枝三钱
生牡蛎六钱	干姜三钱	白芍四钱	杜仲三钱
当归三钱	茯苓三钱	苍术三钱	泽泻三钱
炙甘草二钱			

三剂

1963 年 8 月 5 日：效，再三剂。

按：病案 170、178、180 ～ 183、186、188 ～ 192、194、195 均为慢性肝炎，在此共做一个按语。

20 世纪 60 年代，肝炎病多发，部分病人转为迁延性肝炎或慢性肝炎。患者体质较差，病程长，无特效疗法。其表现为头疼头晕，疲乏无力，食欲不振，睡眠多梦，肝区疼痛，腰酸腰痛，下肢微有浮肿，大便溏或腹泻，苔白滑，脉弦细。检查：肝大，肝功能正常或不正常。

胡老认为上述诸症，实属半表半里正气已虚之少阳阴证，在肝病虚证及内科杂病都可以见到，用柴胡桂姜汤治疗，效果很好。

通过临床观察，胡老发现当半表半里诸脏器的功能虚弱时，柴胡桂姜汤方证有肩背疼痛或肩背酸疼一证。在治疗内科杂症时，若见疲乏身无力，胸胁微满难受，心下微结（痞之轻证），但头微汗出，又有肩背酸痛，常以柴胡桂姜汤合当归芍药散治之，疗效显著。

【案 196】肝硬化腹水

叶某，女，42 岁，病历号 076302。

1962 年 2 月 27 日初诊：1961 年 10 月发现腹肿胀，西医检查为肝硬化腹水，肝功能不正常，服药三个月不见效果。现症，腹胀稍减，近日服药后觉腹鸣而痛，大便泄，食纳差，不服药则大便干，小便尚畅，睡眠正常，咽干不欲多饮，舌苔白，脉弦数。

大腹皮三钱	大腹子三钱	橘皮一两	苏子三钱
半夏三钱	豆蔻仁	木香二钱	木瓜三钱
赤茯苓五钱	木防己三钱	车前子五钱（布包煎）	苍术三钱
泽泻三钱	猪苓四钱		

三剂

1963 年 7 月 2 日二诊：今日见到患者，主诉说，服上方几剂后，腹水大减，以后又服上方多剂，腹水始终未起来，若不是胡老的诊治，早就不行啦。本患者病案袋中，丢失了一部分病历。

1963 年 7 月 29 日三诊：据来人述，患者最近又有浮肿，饮食二便正常，月经周期较短，量多。

生黄芪五钱	桂枝三钱	白芍四钱	当归三钱
川芎三钱	茯苓三钱	苍术三钱	泽泻三钱
木防己三钱	炙甘草二钱		

三剂

按：肝硬化腹水，服茯苓导水汤加车前子后，腹水大减，病情稳定一年半。7 月 29 日来人述：又有浮肿，月经量多，为气血不足之证，予防己茯苓汤合当归芍药散为治。

【案 197】肝硬化

陈某，男，48 岁，门诊号 079485。

1964 年 7 月 25 日：肝硬化，脾切除，经治很长时间。服本院张老大夫香砂六君子加大腹皮、冬瓜皮、厚朴、黄连、生黄芪多剂，效不明显。

7 月 29 日初诊：胡老诊治，近来腹突胀大，小便不利，食欲不振，形体瘦减，噫气频作，大便溏泄，脉弦实，为调中利水消胀之治。

大腹皮三钱	橘皮八钱	苏子三钱	茯苓四钱
桑白皮三钱	炒槟榔三钱	木香三钱	砂仁二钱
厚朴三钱	木瓜三钱	麦冬三钱	木防己三钱
苍术三钱	泽泻五钱	红花三钱	豆蔻仁二钱
水蛭三钱	车前子一两（布包煎）		

三剂

按： 肝硬化腹水，常用茯苓导水汤加活血行瘀药治之。胡老讲：本病若大便不溏泄，可选用己椒苈黄丸攻之。

【案 198】肝硬化腹水

张某，男，42 岁，病历号 131140。

1964 年 7 月 22 日：药后解便色黑，但尚干，日五六次行，腹仍胀，脉弦数，再行消胀利水之法。

大腹皮三钱	大腹子三钱	橘皮一两	木香三钱
木瓜三钱	茯苓三钱	苍术三钱	泽泻四钱
桂枝三钱	猪苓三钱	抽葫芦八钱	车前子一两
砂仁三钱	豆蔻仁三钱		

三剂

【案 199】肝硬化腹水

白某，男，38 岁，病历号 130223。

腹胀满，食不下，纳少，不能入睡，肝大 6cm。班替综合征（门脉性肝硬化伴有巨脾）。

半夏四钱	橘皮五钱	厚朴三钱	苏子三钱
旋覆花三钱	茯苓三钱	柴胡四钱	白芍四钱
枳实三钱	红花三钱	当归三钱	生牡蛎八钱
炙甘草二钱	生姜三钱	鳖甲煎丸四两	

三剂

7月6日二诊：胃下垂，心下痞满，短气不降。

党参四钱	半夏三钱	厚朴三钱	生姜三钱
茯苓三钱	苍术三钱	橘皮五钱	大枣四枚
炙甘草二钱	泽泻三钱		

三剂

三诊：肝硬化腹水，治以茯苓导水汤法。（因下班，护士要收回病历，故从简只录处方）

大腹皮三钱	大腹子三钱	橘皮八钱	砂仁二钱
木香三钱	木瓜三钱	茯苓三钱	苍术三钱
泽泻三钱	桂枝三钱	猪苓三钱	抽葫芦五钱
车前子六钱	豆蔻仁二钱	栝楼一两	

三剂

四诊：仍以茯苓导水法化裁治其水。

大腹皮三钱	大腹子三钱	橘皮八钱	砂仁二钱
木香三钱	木瓜三钱	茯苓五钱	苍术四钱
泽泻三钱	桂枝三钱	猪苓三钱	豆蔻仁二钱

三剂

按： 胡老善用茯苓导水汤化裁，治疗浮肿及肝腹水有独到之处，疗效显著。查《中医大辞典方剂分册》，有两张相似的方子，一方比二方多猪苓，二方比一方多麦冬、灯心草。

其一，茯苓导水汤《医宗金鉴·妇科心法要诀》方。

茯苓、槟榔、猪苓、砂仁、木香、陈皮、泽泻、白术、木瓜、大腹皮、桑白、皮苏梗各等分。加生姜，水煎服。治妊娠水肿胀满，或喘而难卧。或胀加枳壳；喘加葶苈子；腿脚肿加防己。（注：目前市场防己品种复杂，因其含马兜铃酸，如肾功能不正常，忌用）

其二，导水茯苓汤《奇效良方》卷四十方。

赤茯苓、麦门冬、泽泻、白术各三两，桑白皮、紫苏、槟榔、木瓜各一两，大腹皮、陈皮、砂仁、木香各七钱半。为粗末，每服半两，加灯心草二十五根，水煎，空腹服。治水肿，头面手足遍身肿如烂瓜之状，手按而塌陷，手起随手而高突，喘满依息，不得转侧，不得平卧，饮食不下，小便秘涩，溺时痛如刀割，尿量绝少，其色如黑豆者。如病重者，可药用五两，再加麦门冬二两，灯心草半两，水煎，五更，空腹服，渣再煎服。

【案200】肝硬化

毛某，男，成人，病历号076577。

于人民医院治疗数月，经诊为现已形成初期肝硬化，因身蜘蛛痣甚多，身体逐渐消瘦，面目发黑，心下痛拒按，食后腹胀痛难忍，口干苦，有黄苔，大便秘结，二三日一行。肝移热于胃，因致里实瘀结之象。

柴胡四钱	半夏三钱	黄芩三钱	白芍四钱
枳实三钱	生姜二钱	大枣三枚	桂枝三钱
桃仁三钱	牡丹皮三钱	大黄二钱	炙甘草二钱
芒硝二钱			

三剂

按：身体消瘦，心下痛拒按，腹胀难忍，大便秘结，口干苦苔黄，为肝胃内热、里实瘀结之象。予大柴胡合大黄牡丹皮汤去冬瓜子加桂枝，有桂枝茯苓丸之义。桂枝降冲逆并可加强活血化瘀之作用，故加之。冬瓜子排脓除湿，本病无脓，故减之。

【案 201】肝硬化

刘某，男，34 岁，病历号 133792。

据述脾大已三年多，西医诊为肝硬化，曾屡有衄血，牙出血，下肢浮肿，近一月来腹又胀大甚，大便不畅，小便不通，恶心不能食，唇口干，舌红赤无苔，脉弦数。

肝区郁结，血气为瘀，故屡有出血及舌赤，唇干征象；血气不行，营卫不利，因而致水。

柴胡四钱	白芍三钱	半夏三钱	黄芩三钱
枳实三钱	桂枝三钱	桃仁三钱	葶苈子三钱
木防己三钱	椒目三钱	水蛭二钱	大黄二钱
生姜三钱	大枣四枚	红花三钱	

三剂

鳖甲煎丸四两。

按： 腹胀便秘，下肢浮肿，小便不利，屡有衄血及牙出血，唇口干，舌赤无苔，为血气不行有瘀而致病水，予大柴胡合己椒苈黄丸，加水蛭、桃仁祛瘀，再加桂枝止上冲而行水。

【案 202】浮肿腹水

龙某，男，47 岁，病历号 133450。

1964 年 8 月 6 日初诊：据述浮肿已年余，一月来突然腹大，小便红赤短少，不能食，食则胀甚，下肢肿甚按之凹陷，恶寒汗少，是时夏日，穿衣尚多，舌赤无苔，脉浮数。尿常规 RBC10 ~ 20/HP，WBC1 ~ 3/HP，诊属单腹胀腹水。表失畅达，里气郁结，故小便不利，停而为水。

麻黄三钱	生姜三钱	大枣三枚	生石膏一两半
苍术四钱	炙甘草二钱		

三剂

按：下肢肿甚按之凹陷，恶寒汗少，穿衣多，小便短少，脉浮数，应发汗利其小便，予越婢加术汤治之。胡老讲：此证亦可用大青龙汤，但正值夏月以此方较为平稳。

【案 203】肝癌

王某，男，31 岁，病历号 133441。

1964 年 8 月 6 日初诊：积聚。据称，经肿瘤医院确诊为肝癌，为病已年余，近来发展迅速，现查：心下硬如石板，疼痛拒按，口苦甚，心悸短气，胁腹胀满，不能饮食，小便红赤，大便干数日一行，头晕时痛，时噫气，舌赤根部微白苔，脉弦数。

柴胡四钱	半夏三钱	黄芩三钱	白芍三钱
枳实三钱	栝楼一两	黄连三钱	桃仁三钱
牡丹皮三钱	冬瓜子三钱	大黄二钱	生姜二钱
大枣三枚	芒硝二钱 (分冲)		

三剂

按：心下石硬，疼痛拒按，口苦腹胀，噫气不除，不能饮食，大便数日一行。勉拟一方，予大柴胡合大黄牡丹皮汤加栝楼。胡老嘱其速回东北老家。

【案 204】肝癌

聂某，女，62 岁，病历号 131462。

1964 年 7 月 16 日：1957 年北大医院确诊为肝硬化，今年一月诊为肝癌。现症：食欲一般，纳后腹胀，左侧胁肋及少腹有时刺痛，按之有压痛，右胁下至剑突有肿块坚硬，按之不痛，二便正常，舌苔尖少红，脉弦细数，下肢轻度浮肿，语言低微，面色苍黄。

柴胡四钱	白芍六钱	枳实四钱	当归三钱

苍术三钱	茯苓三钱	泽泻三钱	桂枝三钱
桃仁三钱	炙甘草二钱		
			三剂

大黄䗪虫丸 6 丸，每服一丸。

按：肝硬化腹胀，左胁及少腹有刺痛，右胁下及剑突有肿块，按之不痛，二便正常，下肢轻度浮肿，予四逆散合五苓散去猪苓，代之以桃仁当归活血化瘀。加服附院中药房制剂鳖甲煎丸蜜丸，每服一丸，每日一次。

【案 205】肝硬化

路某，女，40 岁，门诊号 130161。

1964 年 6 月 22 日初诊：1960 年冬身肿腹胀，1963 年西医检查肝大，但肝功能正常。今春行肝穿术，结果诊为初期肝硬化。现症，肝区疼无休止，腹痛拒按，经常感冒，近又感冒风热，热时面红，食欲不振，口干嗜冷饮，头痛头晕，失眠，大便时溏时干，肠鸣有声，舌白苔腻，脉弦细滑，肝大质硬。

柴胡四钱	黄芩三钱	天花粉五钱	党参三钱
生姜三钱	大枣四枚	白芍六钱	当归二钱
桂枝三钱	桃仁三钱	牡丹皮三钱	生石膏二两
猪苓三钱	茯苓三钱	滑石四钱	泽泻三钱
生阿胶三钱	炙甘草二钱		
			三剂

6 月 30 日复诊：药后诸症均见轻，睡眠不实，月经提前 5～6 天，紫黑色。仍予上方加生枣仁五钱，三剂。

按：肝硬化初期，肝区痛拒按。又感冒风热，面红口干嗜冷饮，治以小柴胡加生石膏汤去半夏加天花粉。肝区痛又加腹痛拒按，合桂枝茯苓丸加当归，活血祛瘀止痛。头痛头晕口干而渴，心烦不得眠，再合猪苓汤清热利尿而润燥。

【案 206】肝硬化

刘某，男，54 岁，病历号 118318。

1964 年 2 月 10 日初诊：慢性肝炎，肝硬化，曾服茯苓导水法三剂。

2 月 18 日二诊：面肿消减，余无进退，小便赤少，时有恶心，肝区时痛。

柴胡四钱	半夏三钱	黄芩三钱	白芍三钱
枳实三钱	桂枝三钱	桃仁三钱	茯苓三钱
椒目三钱	葶苈子二钱	木防己三钱	大黄三钱
生姜三钱	大枣四枚		

三剂

2 月 21 日三诊：服药后诸症减轻，偶尔仍觉肝区痛，或微欲呕，口干不欲饮，食纳正常，大便稍软，小便色黄，睡眠尚佳，舌苔根黄，脉弦细。

生黄芪五钱	桂枝三钱	茯苓四钱	木防己三钱
生姜三钱	大枣四枚	苍术三钱	炙甘草二钱

三剂

2 月 26 日四诊：服药后，肝区未痛，已不欲呕，只是大便数，小便黄赤量少，腹微胀，上方加砂、蔻仁各二钱，橘皮三钱，泽泻三钱，三剂。

3 月 3 日五诊：药后面肿时有减轻，腹尚微胀，小便略增，但色仍黄，仍宗前意加减治之。

生黄芪五钱	桂枝三钱	党参三钱	砂仁二钱
豆蔻仁二钱	橘皮五钱	苍术三钱	泽泻三钱
木防己三钱	茯苓三钱	生姜三钱	猪苓三钱
大枣四枚			

六剂

3 月 13 日六诊：面肿胀，下肢沉重，仍不了了，为仿越婢汤法以治其水。

麻黄三钱	生姜三钱	大枣四枚	生石膏一两半
苍术四钱	茯苓皮三钱	炙甘草二钱	

三剂

3月17日七诊：浮肿明显减退，但尚未已，仍宜原方消息之，三剂。

按： 慢性肝炎肝硬化先予大柴胡合木防己及桂枝茯苓丸化裁治之。后因面目及下肢浮肿，给越婢加苓术汤，消其肿。

【案 207】慢性肾炎

将某，女，30 岁，病历号 006422。

1959 年 10 月：1958 年西医检查为慢性肾炎，经治很长时间，多用当归芍药散加味治之。其后因劳累，病加重，头晕目眩，两胁隐痛，恶心欲呕，腹微胀，腰痛腿肿，小便少色黄。苔薄白质淡红，脉沉弦，拟以小柴胡合五苓散再合归芍散。三剂后，诸症均减轻，在协和医院做肾功能检查，结果均有好转，仍以前方加黄芪、木防己治之，服多剂。

又以柴胡桂姜汤合归芍散，服多剂，至 1960 年 1 月，肾功能全部正常。

【案 208】肾炎

韩某，女，31 岁，病历号 005157。

病史：（进修大夫张舒君记录）12 年前因生小孩发生压迫性肾炎，服金匮肾气丸有效。1964 年 8 月 26 日，开始尿意频繁，尿道痛如淋，尿液如脓，尿少，有时只几滴，五分钟尿三次，痛苦万分。西药过敏。注射链霉素，口麻不能张开。服酚单西林（阿莫西林）即吐。于 9 月 2 日来我院门诊治疗，服 40 余剂汤药，效果不好，每天只能吃少许挂面。1965 年 1 月 23 日，转科由胡老诊治，尿频予猪苓汤加味六剂，又因腰疼于肾着汤三剂，诸症大减，患者笑开颜。

本院治疗经过：

1964 年 9 月 15 日：素有慢性肾炎，9 月 11 日复发，腰胀痛不能转动，腹胀，小便频数，日达 50 余次，夜达 30 余次。尿时疼痛甚，有血丝和小血块，尿色赤，口中热不欲食，食后片刻即吐，吐出黄苦水，胃脘亦胀闷，用益肾清热方治之，暂取效。后用知柏地黄丸配服补中益气丸。又改用参苓白术丸配服六味地黄丸。

12 月 21 日：转本院西医外科治疗。诊断：①腰痛待查；②腰肌炎；③肾周围脓肿；④泌尿系感染；⑤慢性附件炎；⑥人毛滴虫（＋）。

1965 年 1 月 23 日，胡老接诊。

小便频数，日夜十余次，有时反不利，尿道酸痛，左侧腰痛，引及下肢亦痛，头晕心悸，少腹急，口干时渴甚，脉细数。

猪苓三钱	茯苓皮三钱	泽泻三钱	滑石五钱
阿胶珠三钱	生薏苡仁一两半	大黄五分	

三剂

1 月 27 日二诊：小便色赤减，尿道痛差，左侧腰痛减轻，但未尽除，小便次数亦减少，除继服上方三剂，再兼下方交替服之。

茯苓皮三钱	白术三钱	干姜三钱	炙甘草二钱

三剂

2 月 5 日三诊：小便频数大致已解，尿量亦呈增多，尿道酸痛已大为减轻，腰左侧疼痛逐有好转，脉数已，再以上二方消息之。

1 月 23 日方三剂，1 月 27 日三剂，二方交替服之。

2 月 13 日四诊：尿道未痛，近以有事稍有劳作，腰又较痛，脉亦稍数。

生地八钱	山茱萸四钱	麦冬三钱	牡丹皮三钱
茯苓三钱	泽泻三钱	桂枝三钱	附子三钱

三剂

2 月 17 日五诊：上药服三剂，近日因小孩有病，不得休息，腰又有些痛。此前腰已基本不疼了，现在疼也是阵有不适，小便次数间隔时间也长了，排尿亦不痛，饭量较前增加一倍，下肢已基本不肿了。

吴茱萸三钱	党参三钱	生姜三钱	白芍四钱
当归三钱	川芎三钱	白术三钱	茯苓三钱
泽泻三钱	大枣三枚		

三剂

按：尿痛、尿急、尿血、尿脓，日达数十次。西医有六个诊断，中西医名家诊治五个月，患者痛苦万分。胡老方证治疗，给猪苓汤加薏苡仁、大黄三剂，尿痛基本解除。服肾着汤三剂，腰痛大减。继以肾气丸减山药加麦冬，吴茱萸汤合当归芍药散调理。胡老辨证：用方精当，药简效宏。疑难杂证，药到病除。正如刘渡舟老师所赞：寥寥几味，效果非凡，常出人意料。

【案 209】右脑桥小脑肿瘤

注：本病例是胡老手写病案最长的一份。患者病情严重，证情多变。胡老耐心地为这位志愿军指战员精心治疗。录此病案供学习经方者细研。

刘某，男，33岁，辽宁省人。

1964年4月22日初诊：十二年前参加志愿军抗美援朝，入朝作战时，因喀秋莎战车被炸翻，头部被砸伤，昏迷一时。此后有时易头晕头痛。近三年来，头晕头痛加重。头痛位于右侧及后脑部，甚时恶心呕吐，吐物如喷射状。左侧颜面麻木，左眼抽搐，流热泪，左侧半身自觉紧缩不利，行走不便。饮食如常，二便自调。脉左沉细右滑弱，苔薄白。每日服镇痛片10多片。曾在协和、宣武、友谊、中医研究院等各大医院治疗，效不明显。诊断：右脑桥小脑病变。

病因外伤所致，当属瘀血为患，但恶心呕吐又复有气上冲夹饮之象。

吴茱萸三钱	白芍六钱	当归三钱	川芎三钱
苍术三钱	泽泻三钱	茯苓三钱	半夏三钱
生姜三钱	大枣四枚	炙甘草三钱	

三剂

4月25日二诊：服药前每日呕吐七八次，昨日呕吐六次，今晨未呕吐。头痛仍固定于右侧及后脑部，拒按，痛而且胀热。甚则恶心呕吐，状如喷射，服镇痛药后，夜可睡四小时许。昨日注射哌替啶一次，服安眠药三次。饮食尚可，喜冷饮，大便日一二行，不稀，小溲自调。脉左沉细，右滑弱，苔薄白。

| 柴胡四钱 | 白芍三钱 | 半夏三钱 | 黄芩三钱 |
| 桂枝三钱 | 桃仁三钱 | 牡丹皮三钱 | 水蛭二钱 |

| 虻虫二钱 | 大黄三钱 | 生姜三钱 | 大枣二枚 |
| 生石膏二两 | 枳实三钱 | 炙甘草二钱 | |

三剂

4月29日三诊：每日呕吐五六次，每在头痛甚时呕吐，痛如前述，药后未有腹痛，仅大便一二次，稍稀。未注射哌替啶。

半夏四钱	黄芩三钱	黄连三钱	党参三钱
干姜二钱	大枣四枚	吴茱萸三钱	生姜三钱
炙甘草二钱			

三剂

5月23日四诊：5月1日因头痛昏厥，赴友谊医院住院治疗十余日。继服上药，头痛较前明显减轻，疼痛部位由右侧转到前额，头皮已可以触摸，额痛绵绵，精神已振。近数日呕吐显减，已无喷射状之呕吐，唯有时偶有哕逆，纳食减少，日主食五至六两，二便自调。头痛仍影响睡眠，每日常服十余片止痛片，勉可睡眠，颜面已不麻木。

| 橘皮八钱 | 半夏四钱 | 厚朴三钱 | 苍术三钱 |
| 吴茱萸三钱 | 生姜三钱 | 党参三钱 | 大枣四枚 |

三剂

5月27日五诊：两侧头痛甚剧，自述可能与活动过多有关，呕吐较前减轻。但昨日因劳累故呕吐较剧，左眼抽痛已轻，视力好转，左眼0.3，右眼0.6，过去仅右眼0.2，纳食甚少，睡眠不实，二便如常。

半夏四钱	生姜五钱	当归三钱	桂枝三钱
白芍四钱	茯苓三钱	苍术三钱	泽泻四钱
川芎二钱	炙甘草二钱	吴茱萸四钱	

三剂

5月30日六诊：中苏友谊医院诊为右脑桥小脑肿瘤。兹仍头剧痛，无固定处，呕吐，失眠，二便正常，食尚少，腹拘急，目抽痛，视物花，脉象弦。

柴胡四钱	半夏三钱	黄芩三钱	白芍三钱
枳实三钱	生枣仁八钱	桃仁三钱	牡丹皮三钱
桂枝三钱	茯苓三钱	生姜三钱	生石膏三两

吴茱萸三钱	炙甘草二钱

三剂

6月2日七诊：药后头痛、呕吐、失眠均已减轻，现仍有目抽痛，视物花，脉弦，苔薄白。仍服上方三剂。

6月6日八诊：右脑疼，两眼抽痛，呕吐见减，视物昏花，饮食好转，二便正常，脉弦细。

柴胡四钱	赤芍三钱	白芍三钱	枳实四钱
桃仁三钱	红花三钱	生地八钱	牛膝三钱
当归三钱	吴茱萸三钱	生石膏三两	生姜三钱
炙甘草二钱			

三剂

6月10日九诊：药后几天，头痛、两眼抽痛又加重，痛甚则呕吐，仍视物不清，不思饮食，昨日未见大便，小便黄，睡眠少只有三小时，舌苔白，脉弦细。

柴胡四钱	半夏三钱	黄芩三钱	白芍三钱
枳实三钱	桂枝三钱	桃仁三钱	牡丹皮四钱
大黄三钱	生姜三钱	大枣三枚	吴茱萸三钱
炙甘草二钱	芒硝三钱（分冲）		

三剂

6月13日十诊：药后症状同前，左眼抽痛较甚，近3～4天，感觉左侧肢体麻木、行动不便，不能入睡，不思饮食，口干不欲饮，大便每日一行，小便黄，苔腻微黄，脉沉细弦。

半夏三钱	生姜五钱	白芍四钱	当归三钱
吴茱萸三钱	苍术三钱	茯苓三钱	泽泻三钱
牛膝三钱	生石膏三两（先煎）		

三剂

6月17日十一诊：药后6月15日又头痛，左眼抽痛较重并呕吐，6月16日症状又减轻，仍觉左半身麻木，行动不便，睡眠欠佳，不思饮食，口干，大便日3～4次，不稀，大便外面有血，色鲜红但量不多，小便黄，苔腻微黄，脉弦滑。仍予上方加生地八钱，三剂。

6月22日十二诊：仍头痛，头痛即吐，现在食欲大增，睡眠差，左半身麻木，腿不便，大便稍干，日一行，小便如常，苔白欠润，脉弦滑。

柴胡四钱	半夏三钱	黄芩三钱	白芍三钱
桃仁三钱	牡丹皮三钱	枳实三钱	桂枝三钱
生酸枣仁一两	生石膏二两	生姜三钱	大枣四枚
茯苓三钱	吴茱萸三钱	炙甘草二钱	

三剂

6月25日十三诊：据来人称头痛有减，但头晕并有左半身疼。仍予上方，白芍增为八钱，三剂。

6月30日十四诊：枕骨部位疼痛，尤以晚上为重，头痛时即吐，左半身麻木如蚁虫爬样，入睡不佳梦多，大便二日一行，小溲黄且有热感，饮食尚可，午后手脚心发热，夜晚盗汗，脉弱滑无力，苔薄白，舌质淡。

白芍八钱	炙甘草三钱	炮附子二钱	细辛二钱
大黄三钱			

三剂

7月3日十五诊：昨日头痛呕吐，下肢不能活动，人显昏迷，现仍气短，吸气抬肩，证情颇有恶化，但脉象尚无何变异。

柴胡四钱	半夏三钱	黄芩三钱	白芍六钱
枳实三钱	桂枝三钱	桃仁三钱	生姜三钱
大枣三枚	生石膏三两	大黄二钱半	菊花三钱
牡丹皮三钱	茯苓三钱	炙甘草二钱	

三剂

7月6日十六诊：服上药昏迷未作，症似减轻，唯经西医确诊脑桥小脑已癌变，极为严重，前途并不乐观，只有再进上方三剂，以观后效。

9月12日十七诊：据来人述，归去后连服4月29日方及7月6日方，后脑痛明显减轻，呕吐尤其好转。此前因咳嗽所致眼抽痛及后脑痛，不像以前剧烈，时有昏迷，自感内有抽动，饮食二便尚可。

柴胡四钱	半夏三钱	黄芩三钱	赤芍五钱
枳实三钱	桂枝三钱	桃仁三钱	生龙骨八钱
生牡蛎八钱	生枣仁一两	生石膏三两	吴茱萸三钱
生姜三钱	大枣三枚	炙甘草二钱	当归三钱
大黄二钱			

三剂

9月14日十八诊：药后证情尚安定，并无显著变化，上方去吴茱萸加生石决明五钱、菊花二钱，生石膏减为二两半。三剂。

9月17日十九诊：后脑痛减轻，仍面侧痛，呕吐两次，头痛时发抽搐昏迷。

柴胡四钱	半夏三钱	黄芩三钱	桂枝三钱
赤芍三钱	白芍三钱	枳实三钱	桃仁三钱
红花三钱	大黄二钱	生石膏三两	橘皮八钱
生姜三钱	大枣三枚		

三剂

9月21日二十诊：来人称抽搐有好转，但头痛甚，感觉口角张开有困难，并时有呕吐。

吴茱萸四钱	半夏四钱	生姜三钱	大枣三枚
白芍四钱	当归三钱	川芎三钱	苍术三钱
泽泻四钱	炙甘草二钱		

三剂

9月24日二十一诊：近来未作抽搐，但仍张口困难，左耳侧不能触按，按则冲痛头脑，未呕吐，但恶心。

小柴胡汤原方加吴茱萸三钱、生石膏二两，三剂。

9月28日二十二诊：昨日抽搐一次，头痛呕吐又作，再行泄热祛瘀为法。

柴胡四钱	白芍三钱	半夏三钱	黄芩三钱
生姜三钱	大枣三枚	桃仁三钱	牡丹皮三钱
冬瓜仁三钱	大黄三钱	生石膏二两	枳实三钱

炙甘草二钱

三剂

10月5日二十三诊：头痛呕吐减轻，左耳侧疼亦略有好转，张口亦觉进步，上方再加生石膏为二两半，三剂。

10月7日二十四诊：呕吐好转，左耳侧痛亦有减轻。但头痛引起眼掣痛，近日已未抽搐。仍以原方加减治之。

柴胡四钱	半夏三钱	黄芩三钱	白芍四钱
枳实三钱	桂枝三钱	桃仁三钱	牡丹皮三钱
冬瓜子三钱	生薏苡仁三钱	生姜三钱	大枣三枚
生石膏二两半	大黄三钱	炙甘草二钱	

三剂

10月12日二十五诊：耳侧痛已有减轻，张口亦较前自如，昨日因活动较多，入夜则头痛，呕吐又作，甚剧。上方生石膏增为三两，加生地四钱，三剂。

10月15日二十六诊：抽搐未作，呕吐已，口已活动自如，耳侧按之始有痛感，不按则不明显。西药镇痛剂大量减服，故头痛仍作。方既有效，仍再依前法加减之。

柴胡四钱	半夏三钱	黄芩三钱	白芍四钱
枳实三钱	桂枝三钱	桃仁三钱	牡丹皮三钱
冬瓜子三钱	生薏苡仁八钱	生地五钱	生石膏三两
生姜三钱	大枣三枚	大黄三钱	炙甘草二钱
牛膝三钱			

三剂

10月19日二十七诊：近未吐，但尚疼，睡不佳，上方再加生酸枣仁一两，三剂。

10月22日二十八诊：日前头疼呕吐两次，并曾作抽搐，再予10月15日方加吴茱萸三钱，三剂。

10月26日二十九诊：抽搐及呕吐未作，头仍痛，再依前法加减治之。

柴胡四钱	半夏三钱	黄芩三钱	白芍三钱
枳实三钱	桂枝三钱	桃仁三钱	牡丹皮三钱

冬瓜子三钱	生薏苡仁一两	生地五钱	生姜三钱
吴茱萸三钱	生石膏二两半	大黄二钱	炙甘草二钱
牛膝三钱			

三剂

10月29日三十诊：呕及抽均未作，头痛较甚，近日食欲较差，仍依前法加减治之。

柴胡四钱	半夏三钱	黄芩三钱	白芍四钱
枳实三钱	桂枝四钱	桃仁三钱	生姜三钱
大枣三枚	大黄二钱	炙甘草二钱	芒硝二钱 (分冲)
生石膏二两半			

三剂

11月2日三十一诊：近来已多日未抽，未昏迷。虽仍头痛，症似好转，故仍以前法加减治之。（进修医生张舒君补记：患者自1962年起，即不能看电影，每看即晕倒。最近已看了两场电影，感觉很好，均无头晕感，但仍怕大声及噪音，不敢看唱大戏）

柴胡四钱	半夏三钱	黄芩三钱	白芍五钱
枳实三钱	生姜三钱	大枣三枚	桃仁三钱
牡丹皮四钱	冬瓜子三钱	生石膏三两	大黄三钱
生薏苡仁一两	炙甘草二钱		

三剂

11月5日三十二诊：头尚痛，有恶心，但未吐，西医镇痛药已停用，仍予上方，白芍减为四钱，再加桂枝三钱。三剂。

（张舒君医生补记：患者已停用索米痛三天，经宣武医院脑造影检查，肿瘤已见缩小）

11月9日三十三诊：前日头部被物碰撞，疼痛剧甚至今，昏晕呕吐又作，再予11月2日方，生石膏加至四两，再加桂枝三钱，三剂。

11月12日三十四诊：头痛稍减，但左眼抽痛有如发病时，同时上下肢软而无力。尚有恶心，纳食不佳。据述其原因与西医行气脑手术（具体不详）有关。经我治疗以来，恢复较好，如不意外撞伤，当益好转。

柴胡四钱	白芍四钱	吴茱萸三钱	党参三钱
桂枝三钱	桃仁三钱	牡丹皮三钱	川芎二钱
大黄三钱	生石膏三两	枳实三钱	炙甘草二钱
牛膝三钱	生姜三钱	大枣三枚	

三剂

11月16日三十五诊：昨日又昏迷，欲呕，但未做抽搐，后脑痛较轻，前脑痛明显，再以上方加减之。

柴胡四钱	半夏三钱	黄芩三钱	白芍四钱
枳实三钱	桂枝三钱	桃仁三钱	牡丹皮三钱
生薏苡仁一两	生石膏四两	大黄三钱	炙甘草二钱
生姜三钱			

三剂

11月20日三十六诊：头痛欲呕显有减轻，食纳好转，唯左侧肢体仍觉不适，大便微溏，仍予上方三剂。

11月23日三十七诊：后脑患处已基本不痛了，前脑痛亦大有减轻，左侧上下肢无力已有好转，上方有效，仍宜续服三剂。（张舒君医生补记：患者过去完全不能入澡堂洗澡，已有三年之久。近日去了澡堂，室内温度很高，已没有啥问题，头已基本不疼了）

11月28日三十八诊：后脑已未再痛，前脑尚有微痛，脉渐趋缓，大有良转之象，再以前法加减之。（张舒君医生补记：可以用电推子理发了）

柴胡四钱	白芍四钱	半夏三钱	黄芩三钱
枳实三钱	桂枝三钱	桃仁三钱	牡丹皮三钱
生薏苡仁一两	生石膏四两	大黄三钱	炙甘草二钱
生姜三钱	大枣三枚		

三剂

12月1日三十九诊：后脑迄未再痛，前脑痛亦显有减轻，脉已和缓，大有全治之望，再以前法加减消息之。

| 柴胡四钱 | 半夏三钱 | 黄芩三钱 | 白芍四钱 |
| 枳实三钱 | 桂枝三钱 | 桃仁三钱 | 牡丹皮三钱 |

生薏苡仁一两半　　大黄三钱　　　　炙甘草二钱　　　生姜三钱

大枣三枚　　　　　冬瓜子三钱

三剂

（张舒君医生后记：患者诉，日前曾饮白干酒一两，因平时不饮酒，酒后又有些头昏，即睡觉了。但未引起头痛，醒后一切很好，自己还说："已经经得起考验了，准备回家。"）

按：志愿军指战员刘选举，入朝参战负伤，轻伤不下火线，10 年后发病剧烈头痛，到东北及北京各大医院诊治无效。1964 年 4～12 月前往北京中医学院附院请胡老诊治。胡老心知实属疑难杂症，仍细心辨证，精心处方，即使权威医院确诊为脑桥小脑肿瘤已癌变，胡老不推诿，不放弃，顶着压力，最终取得满意的结果，令医院同道敬佩。

当时我已完成期中实习，如有时间，仍去胡老诊室抄病案，适逢石家庄进修医生张舒君跟师胡老学习经方。我见过患者两次，他告诉我："我在饭馆吃饭时，因咬动触发头痛难忍，把饭桌都给人家掀翻了，自己还不知道是咋回事，吃过索米痛片后，头痛稍微缓解，我还认为是在自己家里。"可知病情之严重。

在 7 个月的时间里，胡老诊治 40 次，患者服药 120 多剂。胡老曾以当归芍药散合吴茱萸半夏生姜汤治血虚夹饮之呕吐；以吴茱萸加生石膏汤治头痛；以半夏泻心合吴茱萸汤治头痛呕吐；最后还是用大柴胡合桂枝茯苓丸汤加生石膏取得效果，最有效者是 11 月 28 日处方。胡老解释说："病情一度加重，是病灶痼疾松动之象。"

本病用药特点，后期处方不离生石膏、桃仁、大黄，可以说是一竿子到底。重用生石膏三至四两，多数处方有生大黄三钱，药后无腹泻，可知有故无殒，亦无殒也。

当时国家困难，附院中药不全，经常使用的草药缺货，要给各诊室发小票。胡老常以马尾连代替黄连，以苍术代替白术，以生薏苡仁代替茯苓，以丹参代替当归，特此说明。

【案 210】胁痛

申某，女，41 岁，病历号 025769。

1965 年 2 月 10 日初诊：头晕，咽干微痛，身战心悸，胁痛，下肢肿，自汗，脉弦数，微欲呕。（进修医生张舒君补记：检查心音数，微亢进，心尖有收缩期杂音，下肢明显压痕性水肿，平时肝大，胸胁苦满，小便不利，脉数有热象）

柴胡四钱	半夏三钱	生姜二钱	黄芩三钱
桂枝三钱	白芍三钱	茯苓皮五钱	生龙骨三钱
生牡蛎三钱	桔梗三钱	大枣三枚	苍术三钱
泽泻四钱	猪苓三钱	生石膏一两	炙甘草二钱
党参三钱			

三剂

2 月 13 日复诊：以上诸症皆轻减，大小便时自觉有热感，小便时微有痛感，服药后小便量增多，舌苔白干，头昏晕，脉沉数。

猪苓四钱	茯苓三钱	泽泻四钱	滑石五钱
生薏苡仁一两	阿胶珠三钱	大黄五钱	

三剂

按： 本证由太阳传入少阳，头晕咽干，胁痛欲呕，脉弦数，予小柴胡加生石膏汤。身战心悸，自汗出，为表证未罢，合桂枝加龙骨牡蛎汤。下肢重再合五苓散，使水饮下行而不上犯，心悸当自愈。

复诊：太阳少阳诸症减轻，邪热入下焦，大小便时有热感，并有尿痛脉沉数，治以猪苓汤加大黄生薏苡仁。本方证为胡老独创，若见发热脉浮，口干能饮，尿急尿痛，甚者尿血，必用此方，效果甚验。本方证必用生大黄，同煎不后下，切记。

【案 211】病毒性肺炎

吴某，男，22 岁，住院号 000059。

患者为结核体质，曾患骨结核、肠结核、病毒性肺炎，长期大便稀溏，曾发生关节扭伤，于 1964 年 12 月 5 日以肝炎住院。主证：两胁疼，便溏，疲乏，食、眠可，脉弦，盗汗，心下疼，治以四逆散合当归芍药散行气和血、补虚利水，加桂枝通阳温胃，三剂，心下疼、便溏好转，因仍有盗汗，予黄芪建中补虚理脾。

于 12 月 13 日发热恶寒，头疼咽痛，咳嗽，胁疼，胸满，予辛凉解表（又加薄荷、羌活、豆豉）汗出，热不退，再予辛凉解表急煎服，仍高烧自汗，头疼咳嗽，胸满，恶风，胁疼，诸症增加。透视右肺下野非典型肺炎，血常规：白细胞 $8 \times 10^9/L$，中性粒细胞 70%。

因此于 14 日增用抗生素及输液，至当夜高热仍不退，体温 39.4℃，并见鼻翼扇动，但头汗出，全身发凉为瘀热在肺之征，予以麻杏石甘汤加味栀子豉汤，服三分之一量，至夜 11 时出现身麻、肢冷、心悸、气促之象。

请胡老会诊：

12 月 15 日：晨体温为 38.2℃，下午体温仍高烧 39℃以上，呈往来寒热，口苦咽干，头晕目眩，盗汗出，不恶寒，汗如洗，证属表已解，邪传少阳，热在阳明，连续解表发汗大伤津液，予以小柴胡汤加生石膏。

| 柴胡四钱 | 黄芩三钱 | 半夏三钱 | 生姜三钱 |
| 党参三钱 | 大枣三枚 | 炙甘草二钱 | 生石膏三两 |

二剂

后半夜即入睡，未作寒热，16 日仍头晕眩，咳嗽，痰易吐，再上方一剂加生牡蛎五钱，翌日诸症消，体温全正常，12 月 22 日胸透肺部病灶见吸收。12月 28 日出院门诊治疗。

按：该学生结核病体质，因肝炎而住院。受寒后突发表证，发热恶寒，咽痛咳嗽，体温在 39℃以上，诊为非典型肺炎。给抗生素及中药辛凉解表之剂后，仍高烧，鼻翼扇动，但头汗出，全身发凉，急煎麻杏石甘汤合栀子豉汤，只服煎药三分之一的量，病情加重，请胡老诊。

胡老认为，表证已解，邪传少阳，热在阳明，因连续发汗解表，导致津液大伤，予小柴胡汤加生石膏三两，只服一剂，当夜即寒热退，能入睡。次日又服一剂，药到病除。病房诸医不知其奥，哑语。

胡老经常讲："小柴胡汤既是解表剂，又可健胃止呕，有扶正祛邪之功，加生石膏清郁热，生津止渴。若患者高热或往来寒热，困倦乏力，胸胁满，恶心或呕，脉浮细或弦细。如果还有口舌干燥或口唇干燥，应该加生石膏。有时遇见生石膏可加可不加者，我是赞同加上。生石膏的用量不可少，我用一两半至三两。临床很多高热不退，西医看完后不好，才来找我们中医看，多属此证。"常须识此，勿令误也。

【案 212】脑震荡后遗症

蒋某，男，25 岁，病历号 110354。

1962 年 7 月 6 日初诊：1957 年床倒受伤，人多日不醒，六日始恢复，以后遗有头晕，甚至不知人，手足凉，睡眠不佳，每晚只睡 3～4 小时，病发作时项觉拘急上窜，疼如针刺，心烦大便干，脉弦滑数，舌根白苔，舌光红，心口堵。此为瘀血头疼，气冲夹饮。治宜四逆散合桂枝茯苓丸。

柴胡四钱	白芍四钱	枳实三钱	炙甘草二钱
桂枝三钱	茯苓三钱	桃仁三钱	红花三钱
生石膏二两	大黄二钱		

三剂

二诊：三剂后，诸症减，头晕，颈后上冲拘急，心口堵，食欲均见进步，睡眠不佳，大便仍干，予大柴胡合桂枝茯苓丸消息之。

柴胡四钱	半夏三钱	黄芩三钱	白芍三钱
枳实三钱	桂枝三钱	生姜三钱	大枣三枚
桃仁三钱	红花三钱	茯苓三钱	生石膏二两
大黄二钱			

三剂

按： 患者伤后留有头晕之后遗症，头晕厉害时不认识家人，并觉颈项有拘急上窜感，疼如针刺，心烦眠差，大便干，苔白质红，脉弦滑数有力，此为瘀血证，因心口堵，予四逆散合桂枝茯苓丸。药后见效，伴有睡眠差，大便干，改用大柴胡加生石膏汤合桂枝茯苓丸，治其脑部瘀血。因药房牡丹皮缺货，以红花代之。

【案 213】急性胆囊炎

孔某，男，4 岁，病历号 075485。

患者于 1965 年 2 月 18 日晚突然右上腹疼痛，当时体温不高，陆军医院诊为蛔虫症，儿童医院诊为急性胆囊炎，于右上腹胆囊部位可触及 2cm×2cm 的肿块，腹壁比较紧张，拒按，白细胞 $21×10^9$/L，当时给链霉素、四环素，翌日不见好转，不吃饭，小便黄赤，大便未见，不哭闹，精神尚可，体温 39℃以上，脉象弦数，舌苔白浮黄。

2 月 19 日初诊：予大柴胡合大黄牡丹皮汤。

柴胡四钱	半夏三钱	黄芩三钱	白芍三钱
枳实三钱	桃仁三钱	牡丹皮三钱	冬瓜子三钱
大黄二钱	芒硝二钱 (分冲)	生姜三钱	大枣三枚
炙甘草二钱			

二剂

2 月 22 日二诊：药后热退，37.5℃，药后右上腹疼减轻，未大疼，大便日三四行，脉已不数，仍前法消息。

柴胡四钱	党参三钱	半夏三钱	黄芩三钱
生姜三钱	大枣三枚	桃仁三钱	牡丹皮三钱
冬瓜子三钱	大黄二钱	生石膏一两半	白芍四钱
炙甘草二钱			

二剂

2 月 27 日三诊：服上药后体温已正常，右上腹肿块已缩小，疼已大减，仍不想吃，仍原方二剂。

3月3日四诊：患者近来再诉疼痛，药后拉带血黏液便甚多，吃饭仍少，右上腹仍有抵抗，压痛已不明显。

柴胡四钱	白芍六钱	枳实三钱	桂枝三钱
桃仁三钱	茯苓皮三钱	炙甘草三钱	生石膏一两
党参三钱	生姜三钱	半夏三钱	大枣三枚

二剂

3月5日五诊：体温正常，右上腹疼已基本消失，活动多时轻疼，2月19日方减去芒硝、大黄减为一钱，白细胞已降为 $10.3 \times 10^9/L$。三剂。

3月12日六诊：胁已基本不疼，上腹已软，肿块、抵抗已消失，再三剂消息之。

柴胡四钱	白芍四钱	半夏三钱	黄芩三钱
枳实三钱	生姜三钱	桃仁三钱	牡丹皮三钱
冬瓜子三钱	大枣三枚	大黄一钱	芒硝一钱
炙甘草二钱			

三剂

按：2月18日，患儿右上腹急痛，胆囊部位可触及肿块 2cm×2cm，拒按，白细胞 $21 \times 10^9/L$，体温39℃，北京儿童医院诊为急性胆囊炎，予链霉素、四环素治疗。

2月19日，病情不见好转，请胡老治疗，治以大柴胡合大黄牡丹皮汤下其郁热瘀血，再合芍药甘草汤缓其拘挛疼痛。二剂中药频服，三日服完药后体温退到37.5℃，右上腹疼痛减轻，唯大便日3～4次。2月22日改用小柴胡加生石膏汤合大黄牡丹皮汤去芒硝，再合芍药甘草汤，连服四剂。2月27日复诊，体温已正常，肿块缩小，疼痛大减。

3月3日来诊，再诉右上腹疼痛，因大便带有血及黏液，吃饭仍少，予小柴胡加生石膏汤（药房缺黄芩）合四逆散，再合桂枝茯苓丸去牡丹皮，二剂。

3月5日来诊，体温正常，右上腹疼痛已基本消失，活动多时仍有轻疼，予2月19日方去芒硝，大黄减为一钱，三剂，以防疼痛复发。

胡老讲："以前因医疗条件很差，急腹症无法手术治疗。急性胆囊炎、阑尾炎、胰腺炎，腹痛发烧常用中药治疗，大柴胡合大黄牡丹皮汤是常遭遇的方证，只要辨证无误，疗效都很好。"

胡老又讲："《金匮要略》谓'脓未成，可下之……脓已成，不可下也'，此话对。方后有'有脓当下，如无脓，当下血'，这话也是对的。仲景告诫我们：大便时未见到有脓，是指病之早期，仅有瘀血，可下。大便时见到有脓，是指病已到晚期，有腹膜炎了，不可下。仲景在本方后加注是指，大便时无脓也无血，服药后可以见到或下脓，或下血，或下黏液，此证仍属病之早期，还没有形成腹膜炎。故有脓无脓均可发生，即便有脓也比较少，若无脓可下，则必下血，血去病自愈。经文讲服药前的辨证，加注讲服药后的反应。这样理解就对了。"

我曾治疗两例胰腺炎，均男性，40多岁，体壮无他病，每当饮食或酒肉后，右上腹急痛难忍，不发热。曾在内地大医院诊治过，每次犯病去急诊科，做多项检查，嘱其住院，并说有可能转为胰腺癌。服用大柴胡合大黄牡丹皮汤，原方，不加减，口干口苦可加生石膏45克，立即见效，很神奇。患者均要求多买些，以备犯病时急用。此二人，一个住喀什，一个住克拉玛依。

【案 214】紫癜

程某，女，33岁，病历号 053892。

1959年夏开始出血史，口鼻、肠、牙龈出血，皮肤出血，皮肤紫癜，或皮肤瘀血，友谊医院检查为凝血活酶生成不良，血小板第三因子功能衰退，诊断过敏性紫癜、胃下垂、慢性肝脾肿大、关节炎、子宫内膜移位等。治疗曾输血800mL，北京中医医院诊为气血双虚，予以黄芪、当归、阿胶等，有效而不能巩固。时有头沉头晕，时有出血现象，伴浮肿，手足麻，两胁疼，腰酸脚软，困乏无力，嗜睡，不烧而恶寒，有时自汗出，饮食可，口干，便溏，舌淡无苔，脉左弦右沉无力。

| 柴胡四钱 | 桂枝三钱 | 黄芩三钱 | 白芍五钱 |
| 生姜三钱 | 川附子三钱 | 党参三钱 | 当归四钱 |

| 川芎四钱 | 白术三钱 | 茯苓三钱 | 泽泻三钱 |
| 大枣三枚 | 炙甘草二钱 | | |

三剂

二诊：三剂药后诸症减轻，上方加半夏三钱，去附子加丹参一两，阿胶三钱，三剂。

三诊：药后诸症减轻，浮肿渐消，便次减，仍头晕，紫癜退，仍遵前方加丹参为一两半，三剂。

四诊：上药效不好，下肢紫癜又作，并恶寒，吐血，原方去附子加半夏三钱，易生姜为炮姜三钱，三剂。

五诊：下血仍甚，少腹凉，面苍白，下肢肿，增附子四钱，加阿胶三钱，三剂。

六诊：药后紫斑退，诸症亦安。

桂枝三钱	赤芍三钱	白芍三钱	当归三钱
川芎三钱	生姜三钱	大枣四枚	川附子五钱
苍术三钱	茯苓三钱	泽泻三钱	丹参一两半
炙甘草二钱			

三剂

按：患者有出血史，口鼻、牙龈、肠、皮肤均有过出血，皮肤有瘀血，北京友谊医院诊断过敏性紫癜，并有多种慢性病，曾输血800mL。北京中医医院诊为气血双虚，予黄芪、当归、阿胶等中药。

胡老诊为自汗出恶寒是太阳证，头晕、两胁痛是少阳证，头沉头重，浮肿，腰酸足软，疲乏无力，嗜睡，便溏，舌质淡无苔，脉沉无力是气血不足湿气盛，治以桂枝加附子汤合小柴胡汤去半夏，再合当归芍药散。药后有效，但仍有复发。

六诊：胡老以桂枝加附子汤合当归芍药散治之。

血证患者用附子有效，体现了经方辨证不辨病，是中医治病的优势所在。

【案 215】月经失调

王某，女，17 岁。

1963 年 8 月 3 日接诊：月经不调，一月再见（意指一个月来两次月经），有白带，经常头晕，昨夜发热，大便三日未见，苔白厚，脉浮数有力。属外感，月经不调有瘀。

柴胡四钱	黄芩三钱	半夏二钱	白芍二钱
枳实二钱	桃仁三钱	茯苓二钱	桂枝三钱
牡丹皮二钱	炙甘草一钱	生姜二钱	大枣二枚

二剂

【案 216】阴痛

王某，男，40 岁，病历号 128406。

7 月 24 日：出院患者，少腹胀，大便难，但不干，二阴时有抽痛感，少腹亦有时痛，矢气觉舒畅，但时感矢气不得，脉沉细，口干，舌微苔，质稍绛。

| 桂枝三钱 | 白芍一两 | 生姜三钱 | 大枣四枚 |
| 炙甘草二钱 | | | |

三剂

7 月 27 日：前阴抽痛已，后阴尚感微痛，大便好转，腹痛减轻，矢气、嗳气均好（以往困难），方较适证，仍宜续服进行观察，三剂。

按： 出院患者，突发前后阴抽痛，少腹亦有时痛，有矢气则舒，属太阴，予桂枝加芍药汤取效。本方桂枝 9 克，而白芍用至 30 克。

【案 217】尿频

郑某，女，37 岁，病历号 023160。

1964 年 7 月 28 日：腹不胀，但不欲食，头晕心悸，小便频短，口干不欲饮，脉沉细弱，右目弱视。

半夏四钱	生姜三钱	茯苓三钱	猪苓三钱
泽泻三钱	桂枝三钱	白芍四钱	当归三钱
川芎二钱	苍术三钱		

三剂

按：小便频短实为小便不利，予五苓散利其小便。口干反不渴，又不欲食，为心下有支饮，予小半夏加茯苓汤。头晕小便不利，脉沉细且弱，为血虚有水湿，予当归芍药散养血逐水湿。

【案 218】胁痛

王某，女，57 岁。

1963 年 8 月 2 日初诊：头晕疼，两胁背疼而胀，心下不堵，食尚可，脉沉寸浮无苔，大便秘。

柴胡四钱	桂枝三钱	干姜三钱	天花粉四钱
黄芩四钱	橘皮六钱	川续断三钱	苍术三钱
山茱萸三钱	炙甘草二钱	生牡蛎六钱	

三剂

8 月 5 日复诊：胁背腰大差，头晕疼见轻，唯大便仍秘，脉沉，苔薄白。

橘皮六钱	枳实三钱	栀子三钱	降香三钱
柴胡四钱	桂枝三钱	干姜三钱	天花粉三钱
黄芩三钱	炙甘草二钱	生牡蛎六钱	

三剂

【案 219】协热利

夏某，男，5 岁。

1963 年 8 月 1 日初诊：发热，体温 37℃，头身疼，胃腹疼，呕吐数次，下利数次，便稀，有里急后重，但无脓血，脉数，苔白黄。

板蓝根二钱	柴胡二钱	黄芩二钱	马尾连四钱
生姜二钱	半夏三钱	大枣三枚	白芍三钱
枳实二钱	大黄二钱	藿香三钱	

一剂

8 月 2 日二诊：服药后发热头身疼已，呕吐止，唯时腹疼下利，脉沉，苔黄已去，再依前方加减。

半夏二钱	黄芩二钱	川黄连二钱	白人参一钱
大枣三枚	干姜一钱半	木香二钱	槟榔三钱
炙甘草一钱	秦皮二钱		

一剂

8 月 3 日三诊：腹痛下利已，唯脉弦数，苔白厚微黄，瘀热尚未根除。

柴胡二钱	半夏二钱	黄芩二钱	生姜二钱
大枣二枚	白人参一钱	炙甘草一钱	枳实二钱
栀子二钱	生石膏一两		

二剂

【案 220】外感

孟某，男，12 岁。

1963 年 8 月 9 日初诊：头疼身倦，发热恶寒无汗，咳嗽喘息，恶心未吐，大便二日未见，脉浮数，苔白，体温 39.5℃。

葛根二钱	麻黄三钱	桂枝二钱	白芍二钱
生姜二钱	半夏二钱	大枣三枚	杏仁三钱

甘草二钱	藿香二钱	生石膏二两

一剂

8月10日复诊：服药汗已出，头痛发热大差，唯头晕身倦，往来寒热，恶心，咳嗽微喘，自汗，脉弦数，苔白。

麻黄二钱	杏仁三钱	柴胡三钱	黄芩三钱
生姜三钱	半夏二钱	大枣三枚	白人参二钱
甘草二钱	茯苓二钱	藿香一钱	生石膏二两

一剂

下篇
胡老临证医话

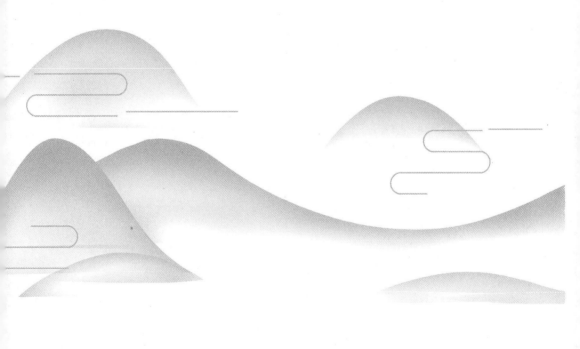

胡老临证医话

按： 胡老带教时，常对我们讲一些有关诊病和辨证的医话。虽只言片语有一定的针对性，但对学习经方仍有裨益。今整理出胡老临证医话50条，供参考。

1.《伤寒论》《金匮要略》是古代医家和广大劳动人民在与疾病斗争的实践中总结出来的，而不是什么圣人贤人发明创造的。

2.伤寒六经来自古代的八纲，仲景书本与《内经》无关。可以肯定的是，王冰编次的《素问》不等于叔和所见到的《素问》，二者相差五百年。但是，教材选用的是王冰的《素问》。

3.年代久远、反复验证、能传下来又能传下去的方剂叫经方，经方必将永流传。有成功的方剂，必有成功的理论。成功的理论在仲景书中，而不是在书外。

4.经方方证是拿千万人的生命换来的，经过很多年的反复验证，非常有效。现成可靠，拿来就能用，还可一代一代地传下去。

5.有人说："古方不能治今病。"我说："想废都废不了，想改也改不成。那麻桂剂、柴胡剂、白虎承气、青龙四逆能改吗？有，温病就改了，但要传下去很难。"有人说："姜枣不治病。"我说："那桂枝剂、建中汤、小柴胡、泻心剂、吴茱萸汤的姜枣能去吗？四逆汤的干姜能去吗？你可以试试看。"

6.中医治病是辨证不辨病，这是中医的优势所在。一方可以治多病，一病可以用多方。只要辨证准确，很多诊断不明的病都可以治好。（注："中医"是指经方。以上所讲是回答西医所问）

7.八纲辨证的核心是病位与病情不可分。《伤寒论》的架构是方证辨证，《伤寒论》没有方证是传不到今天的。

8. 我们临床主要是看内科杂病和久治不愈的病，很少讲八纲与六经。实际上，在运用经方辨证的过程中，八纲辨证和六经辨证已经尽在其中了。如果方证辨证不讲八纲与六经，那不就成了讲《中医方剂学》了吗？

9. 辨证的尖端是辨方证，有是证必用是方，做到方证相应，服之即可取效。治疗内科杂病处方用药时，只要在辨寒热虚实上不出大的偏差，就会有一定的疗效。

10. 辨方证要抓主证，主证是用药的标准。有很多机会是"但见一证便是，不必悉具"。门诊的原始病和单一病很少，而合病和复杂的病多见，所以我们常用合方治疗。

11. 中医观察到的症状（证候）是表面现象的结果，不要片面取"证"，不能停留在笼统的原则上的辨证，原则不能处理一切。不是从阳虚或阴虚便开方用药。不辨八纲是不会治病的，应该全面观察，辨证要辨到具体的尖端，然后做出适应整体的治疗。

12. 古人讲的"表"趋向于上半身，不知"表里"治病就没门，临床上单独的表证是不存在的。我们临床所见到的表证，都是"变证或坏病"，见到最多的是太阳少阳合病或三阳合病，三阴合病有表证者是很少见的。

13. 治病时，治表看里，治里看表，无名热要注意利小便。表证与停水很有关系，小便自利（尿频）与小便不利（尿少）都是湿毒排不出去的信号，都应当合用利尿的药物。仲景有桂枝去桂加茯苓白术汤，方后有"小便利则愈"。再看越婢加术汤，恶风脉浮为有表证，一身悉肿为有小便不利，即"有表复有里"，表里同病，重用麻黄解表，生石膏清湿热，白术利小便而消浮肿。银翘散中竹叶必用，利小便而解表。

14. 失治者多传变，误治者多坏病。传变不拘日数，误治不管病因。临床原始病很少，要能治坏病才行。

15.（《伤寒论》）257 条讲：病人无表里证，虽脉浮数并有可下证，但下后病人仍有脉数不大便，能吃为胃肠无病，此证为有瘀血，宜抵当汤。最近附院有一位住院病人，无寒热之表证，能吃又无里证，哮喘发作严重，不咳无痰，我诊为瘀血证，予大柴胡加生石膏汤合桂枝茯苓丸三剂而愈。

16. 少阴病提纲"脉微细，但欲寐"是对着太阳病说的，是表阴证。病发于阴，无热而恶寒，脉浮不起来而显示微细，是气血不足之虚证，受寒之后身体困倦而想卧床。虚寒体质及老年人气血不足者，受寒之后常患少阴病。

17. 厥阴病提纲"消渴，气上撞心，心中疼热，饥而不欲食，食则吐蛔，下之利不止"是虚证，是对小柴胡汤而言。消渴是能饮，饥饿是想吃，二者均是虚。消渴是饮水自救，是缺乏营养，而不是阳明里证的渴。心中指胃脘，"心中疼热，饥而不欲食"是食水不能消化。半表半里诸脏器虚弱时，常影响到胃肠，导致消化不好，气多时可上逆打嗝，故"气上撞心"。此证为虚极，但不是里证，如果因心中疼热而误用下法，必引邪入里则"下之利不止"。如既见厥又见复利而不愈者，恐怕会得"除中"证。

伤寒六经病，只有厥阴病有"除中"一证，警示不能用黄芩汤（下法）除其热，否则必死无疑。"除中"证与厥阴病提纲"下之利不止"的病机相符，说明厥阴病的病位不在"里"。"吐蛔"一证是因为古代多用旱厕，无固定场地，吃东西多不洗手，故蛔虫症多发，是厥阴病的诱发因素之一。

18. 现在一般医家都看不见少阳病，而实际上少阳病是客观存在的，必须用柴胡剂治之。

19. 寒重不但要温阳散寒，而且还要利水，如真武汤用茯苓、白术。血虚不但要用强壮性的补血药，还要同时使用健脾除湿的茯苓、白术、泽泻，如当归芍药散。

20. 里有热，解表要加生石膏。里有寒，解表要加附子。真正的温热病，只用银翘散不行，必须加生石膏，此证我们用麻杏石甘汤，效果很好。

21. 仲景立法：津越伤越要用健胃药。仲景用大补滋阴之品，都要加用甘温养胃药，如炙甘草汤用生地黄、阿胶，要加参、草、姜、枣。

22. 病在一时之间，可攻可补者先补之；病在一时之间，可汗可补者先补之。当然，也有"急下存阴"者和"先表后里"者。

23. 我们讲的气化，就是新陈代谢的机能。拿《内经》的运气学说来讲"伤寒六经"的辨证论治，既难讲又难懂，临床也没法运用。

24. 处方用药不能姑息剂量。因用药剂量不准而无效，再改方换药则延误治疗的最佳时机。仲景的服药法非常讲究。古人多数是一日一剂，分二次服。散剂多一日一次服。

25. 用西药多而杂时，常常会蒙蔽临床证情，不利于我们观察实情和辨证治疗，此时最好把西药停下来。

26. 治疗失眠，不可专用镇静安神药，我常用蠲饮、祛痰、消食之法而获效。

27. 治疗精神病应该注意观察，是否有瘀血、大实大热、水湿。

28. 治疗腹胀用气分药不愈，常配用利水剂，如半夏厚朴汤合用五苓散。

29. 顽固性咳嗽可用苓甘五味姜辛夏仁汤，有热加生石膏，嗓子痛加桔梗，痰多加贝母，上气逆气加枇杷叶。

30. 感冒服药不愈者，或感冒余邪未清，不欲饮食，有舌苔者，可用小柴胡加生石膏解热健胃，非常好使，若腹胀咳嗽加橘皮、杏仁。小儿服用本方，可用成人剂量，可以只煎煮一次，日夜用小勺频服，不可一吮尽器，喝不顺利是要吐的。

31. 特别冷的表证，比麻黄汤的恶寒还要冷。如果不见项背强几几，就要否定它不是大青龙汤证的口干、口渴、烦躁，便是葛根汤证。临床葛根汤证比大青龙汤证多，葛根汤也比大青龙汤好用。

32. 汗出津少，邪盛精祛，为表证而有虚象，用桂枝汤甘温除热，精气更虚者用小建中汤。后世每遇发热即行滋阴，津液不是自外而来，甘温养胃而充其谷气，甘温鼓舞胃气，养胃生津可祛热也，一本《伤寒论》的要旨就是保胃气存津液。

33. 通下大便并非必守承气一法，枳实栀子豉汤加大黄同煎，攻除食积之便秘比承气汤还好用，栀子用量三至五钱，打碎入煎。顽固性的皮肤瘙痒证，多属于栀子豉汤类方。

34. 半夏泻心汤加吴茱萸，对肠胃病而有水饮者非常好使。服半夏泻心汤后，常有瞑眩反应，即腹中肠鸣，泻下很多粪水，这是水毒污秽有了出路，病之将去，不必有惊，可告诉病家，中病即止，不必尽剂。服生姜泻心汤后，常有呕吐现象，吐后一身轻快。

35. 治水肿有三法：肾源者，先病小便不利，多用越婢加术汤；肝源者，先病血分而有瘀，病在肝内而有恶血，多用茯苓导水汤，配以缓攻瘀血的大黄䗪虫丸效佳；心源者，多见下肢浮肿，多用防己黄芪剂。

36. 肾炎水肿或有腹水，中西医各种利尿法不愈。此种病患者常无汗，我用越婢加术汤发汗利水而使尿量增多，麻黄用量四至五钱，蜜炙。最近我治附院一个 15 岁的住院男孩，即是明证。目的是使水从皮毛而出，进而使肾脏有机会得到代偿和修复，肾功能恢复则尿量多矣。

37. 以前医疗条件很差，阑尾炎无法手术治疗。我治过很多阑尾炎，这病要看得准，拿得稳，药量要用足，方能取效，经我治的没有一个不好。第一剂要泻出秽物粪水，有血下血，有脓下脓，大便通则热去，炎消而存津液。此后再服药就不泻了，这时要减轻用药的剂量。常用的方剂：大黄牡丹皮合大柴胡汤，大黄牡丹皮或加生薏苡仁，薏苡附子败酱散，当归芍药散。

38. 我用大柴胡合大黄牡丹皮汤治疗急慢性胰腺炎、肾结石速效，疗效肯定。此证腹部疼痛较重，或腹痛拒按，服药后不一定大便有燥屎，有时见大便溏稀，也可能是排出了无形的热及痰。

39. 我曾治一患者，主症是每天吐涎沫半桶，天天如此，用吴茱萸汤而愈。

40. 治同道之妻，体胖，用炙甘草汤不效，而改用大柴胡合桃核承气汤治愈。临床治心脏病，大多数以此法治疗，效果很快。

41. 慢性陈旧性瘀血证，常有肌肤甲错，大黄䗪虫丸很好用。三十年以前，齐同学，男，平时一只手掌红，另一只手掌白。有一天早上起床时，刚下床大叫一声，人就不行了，抱腹而坐，头上出汗多，西医打针不见效。同时心中绞痛非常厉害，脉不结代。我予大柴胡合桃核承气汤，急去买药，服之愈。此后二三十年，心绞痛再没犯过。从此，我就深信本法有良好的作用。

42. 温经汤治带下，瘀血在少腹，唇口干燥诸证。血遇寒则凝，非温不行，温以通之。本方治少腹虚寒，瘀血阻滞，月事不调，久不受孕，为妇科调经之祖方，在温补药物中应加入强壮性的祛瘀药。这次去清华大学为女学生治月经失调，一般的药物不好用时，常用此方有良效。四逆散合当归芍药散比逍遥散好用。四逆散合桂枝茯苓丸比血府逐瘀汤好用。

43. 大柴胡与桃核承气汤的合方证，或大柴胡与桂枝茯苓丸的合方证：此二合方专为里实而兼瘀血者而设。若检查患者既无表证，又无为痰为食的特征，大多属于瘀血为患。本法治疗常常收到意外的疗效。

44. 大柴胡汤既然有阳明里实证，"郁热在里"（136）"按之心下满痛，此为实也"（《金匮要略》），多数证情必有口干舌燥或口渴之石膏证。小柴胡汤证虽然无阳明里实证，但常常见到口苦咽干或口渴，即可加用生石膏。用量均在一两半至二两，打碎。

45. 急性肺炎用过麻杏石甘汤而病犹不解，大多适应本方证的治疗。去年我去四六六空军医院，曾治一个4岁男童。当时患儿已昏迷不醒，喘息气高，痰声如锯，状况极为险恶。该院视为病情危重，乃夜晚九时派车接我会诊。问得治疗经过，先是西医主治，嗣后重笃，方请中医治疗。西医用药我无由测知，中医数用麻杏石甘汤，病反增剧。详审患儿唇焦欲破，面色枯燥，而脉细数。因我与该中医有师生之谊，乃真言相告知：热已内陷，津液大伤，麻杏宣散最为忌禁，即予小柴胡加生石膏汤，生石膏用二两，嘱以小匙频灌，只煎一次，一夜服尽全药为度。次日该院大夫来告，患儿喘息大退，痰声消失，神识恢复，已能欲食，嗣后仍予前方一剂，遂获全治。

46. 世人每以石膏大寒，畏而不用，即用亦不尽其量，尤其对于老弱患者更是倍加戒心，其实药因证施，乃治疗之大法，医者主观反致误事。再举陈慎吾老大夫的老母亲治例，以证此言。事在今年七月，陈老正在江西参加中医会议，其89岁的老母突然感冒，经孙志洁大夫约我往诊。症见头晕且痛，胸胁逆满，心烦喜呕，不欲饮食，但发热不恶寒，口干口燥，脉数苔白，纯属湿热征象，以柴胡证备，当予小柴胡汤原方加生石膏一两半（45g），服之，一剂病解。过五六日，又因食不慎，而出现心中烦，坐卧不宁，又予枳实栀子豉汤，一剂而安。又过六七日，以连进肉面食物，病复尤甚于初发。有大汗出，心烦躁，颇似虚脱景象。但舌燥苔黄，脉弦细而数，再与小柴胡加生石膏汤，连进二剂，又复痊愈。两次因食病复，家人自知警惕，多加注意，迄今甚是健康。按以89岁老人，出现石膏证确不多见。然既有此证，若不放手用之，岂能收如此之速效？

47. 1955年，曾治一脑震荡患者，更觉有趣，简介如下：西长安街人民银行许科长的岳母，因坠汽车而脑受震荡，不省人事，住北大医院治疗十余日，不效出院，嗣后接我往诊。患者沉睡似醒，呼叫不应，喂以食则食，喂以水则饮，不喂则不知要食饮，遍身检查无伤害，面色萎黄，口唇焦干，脉数弦滑，大便不见，小便赤少，当以本方重用生石膏四两（120g），连服三剂，完全恢复健康。当时，在结核病院的医务工作者问我："石膏何以能治外伤？"我笑应之曰："中医（指经方）辨证不辨病，只若见此证即用此药，不论什么病都是可以治愈的。若只谓石膏治外伤，则又失之远矣。"

48. 大黄牡丹皮汤乃仲景治肠痈的要方，若更加生石膏则退热，消肿止痛作用尤捷。我每依证用本方合大柴胡汤或合小柴胡汤或合四逆散治疗剧烈疼痛之肝胆疾患多验。但必须注意，若痛不剧甚，用之则少验，若不见柴胡证亦不可用柴胡方。去年曾以本方治愈四六六空军医院刘主任的急性胆囊炎，他愈后稳定，遂未复发。

49. 甘草泻心汤加生石膏治疗口疮、口腔黏膜溃疡、舌炎有奇效，屡试皆验。又治平时消化不良所致的口中异味、口臭之人，用之有效。1962 年夏治一舌炎患者，男，40 岁，身体尚好。唯整个舌头鲜红无苔，唇干，疼痛难忍，吃稀饭喝水都疼，有时说话都痛，多次去口腔医院，服诸药无效，已半月。我予甘草泻心汤加生石膏 45g，生地黄 20g，服 2 剂有效，再 3 剂而愈。后来，口腔医院来人请我去上班，我婉言谢绝了。

50. 老年人患坐骨神经痛之顽固者，通常用附子汤不能取效。改用苓姜术甘汤（肾着汤）有奇效。

个人心得体会

胡希恕论"经方辨证不辨病"的体会

一、六经来自八纲

一代宗师胡希恕先生，尽一生心血，通过临床实践，对《伤寒论》潜心细研，正本清源，提出了自己的真知灼见："《伤寒论》六经来自神农时代古人认识疾病和药物的八纲，仲景书本与《内经》无关，《伤寒论》是有别于《内经》的经方医学体系。""方证相应，有是证必用是方，辨方证是辨证的尖端。""经方治病是辨证不辨病，只若见此证即用此方，不论是什么病都是可以治愈的。"这些独到见解，震惊了中医界，继而掀起了全国学经方用经方的热潮。经方翘楚，方兴未艾。日本汉方界称赞胡希恕先生是"中国有独特理论体系的、著名的《伤寒论》研究者、经方家"。

1. 六经的沿革

"六经"一词出自《内经》，原指经脉，是人体十二经手足同名经脉的简称。《伤寒论》条文并未提及"六经"，仅有零碎的有经无络记述：经脉1次；温经、到经、随经、动经、再经、行其经尽各1次；过经4次。仅凭上述点滴，就说《伤寒论》六经辨证与《内经》经络学说有密切的关系，牵强附会，有失孟浪。《伤寒论》的标题是"辨太阳病脉证并治"等。

"伤寒六经"之说，始于晋·皇甫谧，盛于金·成无己《注解伤寒论》，影响巨大。凡注《伤寒论》必谈及六经，只要见到《伤寒论》里有个"经"字，就是指经络。如经络说、经络脏腑说、六经气化说……宋·朱肱明确提出《伤寒论》中所说的六经，即为足三阴三阳六条经络，并强调"伤寒六经传足不传手"。

更上一层楼，某些教材讲：《伤寒论》的六经，是继承了《素问·热论》

的六经分证方法。'经是本质'，'证'是现象。六经的本质不能脱离经络脏腑。"细读《素问·热论》第三十一篇原文，可知此"教材说"实为指鹿为马。①《热论》六经有经络循行和证候，而无脉象。伤寒六经有证候和脉象，而无经络。②《热论》三阳经的证候有"头项痛，腰脊强。身热，目疼而鼻干。胸胁痛而耳聋"，都是伤寒太阳病的证候，"故可汗而已"。《热论》三阴经的证候，"腹满而嗌干，口燥舌干而渴，烦满而囊缩"，都是伤寒阳明病的承气汤证，"故可泄而已"。伤寒少阳病和三阴病的证候，则《热论》所没有。③《热论》只讲表、里的阳、实、热证（即太阳、阳明），而无《伤寒论》的半表半里证及阴、虚、寒的三阴证（即少阳、太阴、少阴、厥阴）。一下子少了《伤寒论》的四个病证。故《热论》之说与"伤寒六经"的理法方药、脉证并治有天壤之别。教材硬说二者等同授受，仲景继承了《素问·热论》，硬拿经络释《伤寒论》的六经病，有失严谨，误了后学。

《伤寒论》无"伤寒六经"之词条，此专用术语实指"太阳病、阳明病、少阳病、太阴病、少阴病、厥阴病之脉证并治"之总称，已沿用 1700 余年，出现在中医各类书籍中，大家都习以为常，无法更名。如同某人的姓名叫马兰花，但她不是花草的马兰花；我的同事叫王群山，但他不是群山峻岭。

"太阳、少阳、阳明、太阴、少阴、厥阴"之三阳三阴，始于阴阳之说。古时把现在的太阳称太阳，把现在的月球称太阴，说明天地之气象。此后，又把三阴三阳应用于历法、经络、运气、气功等。如同现在的"高速"一词，有高速公路、高速铁路、高速飞机、高速导弹、高速网络，都有不同的内涵和具体实体。由此可知，太阳病和太阳经的语法都是偏正结构，但太阳病有脉证，太阳经指经络，二者的概念和内涵则完全不一样，不可混淆为一体，否则就读不懂《伤寒论》了。

2. 八纲的核心

人之患病，必有反映病情的脉和证。有病情，必有反映脉和证的病位。即病情必反映于病位。无病情则无病位，无病位亦无病情，胡老称谓："病情与病位不可分为定理。"人之无病则无病情，我们无证可辨，"伤寒六经"是不存在的。但人体无病之时，十二经脉仍在运行，周而复始，如环无端。《素问·举痛论》曰："经脉流行不止，环周不休。"是也。

《伤寒论》中反映病情的证候（症状）或相似的证候约400个，单个脉及复合脉约80余种。这些脉证均有阴、阳、虚、实、寒、热的属性。《伤寒论》中的病位有表、里及半表半里三者。"表"指人体广大的体表，"里"指整个消化道的管腔之里。"半表半里"指表之内、里之外的广大胸腹腔。这里所讲的病位，是指病邪反映或症状反映的病位，不要误认为是疾病发生或病灶所在的部位。

上述阴、阳、虚、实，寒、热、表、里、半表半里，按数来讲本应是九纲。由于言及表与里，即含有半表半里在内的意思，故习惯简称之为八纲。

1963年上半年，跟胡老实习时，老师讲："万病不离八纲，万病不离六经。汉以前的经方，只用八纲辨证，《伤寒论》的六经来自八纲。"宋本白文《伤寒论》398条，计13404个字，阴、阳、表、里、寒、热、虚、实，分别单独出现共计867次左右，足以证明胡老的这一论断，正确无误，兹介绍如下：

八纲	阴	阳	表	里	寒	热	虚	实	总计
次数	阴用于病名65次，用于证34次	阳用于病名161次，用于证51次	58	43	192	211	32	20	867
合计	"阴、阳"用于病名226次，"阴、阳"用于证85次		101		403		52		
所占比例	"阴、阳"用于病名占26%，"阴、阳"用于证占9.8%		11.6%		46.4%		6%		

注：从上述统计可以看出，寒热为《伤寒论》第一要义；表证多于里证；虚证多于实证。

张仲景独具慧眼，在前人的"八纲辨证"中，巧妙地加入了一"半在里半在外也"（148条），点石成金，创建了经方的"六经辨证"。故六经来自八纲。

因"病名"具有随意性、习惯性和无限量，而反映病情的证候却是有限的。故仲景根据病情与病位不可分定理和临证实践，将约400个证候（症状）和80多重脉象，与113个方证相结合，分为六个证候群，进行辨证施治。其具体内容是若正邪交争于人体的腠理、皮肤、筋骨、肺泡之间，即为表；若正邪交争于人体的消化道，即从咽、食道、胃、肠至后阴之内，即为里；若正邪交争于表之内、里之外的广大的胸、腹及脑腔之间，即为半表半里。此三者均称为病位。据病情与病位不可分之定理，在表的阳、实、热证称太阳病，在表的阴、虚、寒证称少阴病；在里的阳、实、热证称阳明病，在里的阴、虚、寒证称太阴病；在半表半里的阳、实、热证称少阳病，在半表半里的阴、虚、寒证称厥阴病。仲景所讲的这个"病"，是指脉象与证候，如"辨太阳病脉证并治"（篇题），"太阳之为病，脉浮，头项强痛而恶寒"（1）。

因为病就是变，转瞬即变。仲景用传变、合病、并病、变证、兼证、类证，与方剂进行相应有效的结合，则治之有效。故第317条谓"病皆与方相应者，乃服之"，这个"病"与太阳病之"病"同义，专指脉象和证候。眼下，将第317条通脉四逆汤后用药加减法中谓"病皆与方相应者，乃服之"，称为"方证相应"之定理。

至此，仲景为我们创建了一个有别于《内经》医经医学的，并且离不开的经方"六经辨证"理论体系架构，成为中医学的"经典"之一。是为"经典"，必将永流传。

二、经方辨证不辨病

胡希恕先生带实习时多次强调："经方辨证不辨病，主要是以八纲、六经辨证。这个'证'是一个证候，如发热、头痛、体痛、呕吐、腹痛、下利、脉浮、脉细等。也可能是一组症状，如桂枝证、柴胡证、太阳病、少阳病、少阴病、表里实（49）、表里虚（74、252、257、）、表虚里实（217、218）等。仲景所讲的病也是证，如：'太阳之为病，脉浮，头项强痛而恶寒。'（1）'少阳之为病，口苦，咽干，目眩也。'（263）有是证必用是方，只要方证相应不管西医讲的是什么病，都是可以治好的。这也是体现了'异病同治，同病异治'或'一方治多病，一病用多方'的原则大法。"

胡老讲："'证'是罹病人体规律性的反应，是客观存在的，很具体并具有八纲和六经的属性。方剂也有证，方剂的适应证叫方证。方证是古人长期反复验证拿人的生命换来的，现成可靠，拿来就能用，比自己造一个方子要好得多。脉也是证，《伤寒论》卷一篇名是"辨太阳病脉证并治（上）"。经方辨证就是仲景讲的"观其脉证，随证治之"（16），仲景可没有讲"随病治之"。它的顺序是：采集证候反映的脉证，用阴、阳、表、里、寒、热、虚、实分析病情，以六经进行病位的归类，继而辨证得出治疗的方证。辨方证是辨八纲六经的继续，也可以说辨方证是经方辨证的尖端，辨方证要抓主证，有很多机会抓主证可以"但见一证便是，不必悉具"（101）。最后给病人一个适应整体病情的处方。胡老对此有一个总结："对于常见病、多发病的辨证施治，其主要精神是于罹病人体规律性的反应基础上，而讲求适应整体的一般性疾病的通治大法。常须识此，勿令误也。"

病：我们现在书写病案和医保报销，都是用的西医病名，因为中医很多病名都是以症状为主，很不规范，无法标准化和系统化，影响医保报销和医疗纠纷鉴定。西医病名是有诊断标准的，其标准是建立在体征分析，化验诊断，X光拍片、彩超、CT、核磁等各种仪器检测诊断，以及病理切片诊断的基础上。西医对病的诊断没有阴、阳、表、里、寒、热、虚、实及六经的内容，其治疗手段主要用抗生素、激素、手术、化疗、放疗等消灭"敌人"。

西药是工厂里生产的，没有四气五味。中草药是地里生长的，自《神农本草经》就记载了药性的四气五味，我们用中药的四气五味治疗"证"的八纲、六经是科学的，并且是我们中医的优势所在。钱学森在给医生的书信中讲："中医的证完全是科学的。"

今日的中西医结合是西医诊断，中医分型治疗，很不好办。第一版《疾病医保手册》可以报销的病名有9925个，新版可报销的病名已超过10000个，去掉一半治不了的病，还有5000个。再减去一半需要手术的病，剩2500个。再减去一半的专科病，还有约1250个病。我们怎么能做到一个病用一个中医处方呢？著书可以办到，临床医生是做不到的。高校《中医内科学讲义》五版教材有53个主病及13个兼病，共计66个病，一共有250个分型及主要治疗方剂，你怎么记？怎么背？讲课老师也记不全。至于是否有效，我们心中无数。教材上讲的有些中药和有些中成药，已经没有了。

《伤寒论》《金匮要略》有200多个证候，减去相似的和不用的，常用的约有100个。仲景方剂有200余首（因《金匮要略》有附方，各家统计有异）。胡老讲："能研究仲景的50个证候（症状）和30个方证，就够用了。"我著有《跟师胡希恕辨析五十证》《胡希恕伤寒论方证辨证》（载有20首方证），可供参考。我带规培学生，每期专科学2年，本科学3年。我要求学生通读《伤寒论》

398条，精读二分之一，背诵三分之一。跟诊时对典型病例、经方方证治疗，疗效非常好者，要求写出病历，并写上自己的体会，如此做上 30～50 份，回单位上班，肯定找你看病的患者多，也不会出现大的偏差。

从以上所述，我们在宏观上可以认识到：证（症状或方证）是有限的，病名是无限的。经方讲的证与西医诊断的病有很大的不同。充分证明胡希恕先生论"经方辨证不辨病"是科学的。也可以证明经方的"一方治多病，一病用多方，或异病同治，同病异治"是切实可行的，并且辨证不辨病是中医治病的一大优势。

今日坐门诊看病，老百姓有个习惯，你这个医生说得对就服药，说得不对就不吃药。患者那点医学知识都是听来的，受卖药广告和不合格医生的影响很大。有些医生随意给诊断，如：脑供血不足、心肌缺血、气血不足、肾虚、颈椎病、过敏症、免疫力下降、抑郁症等，然后就给处方用药，反正这些病一旦打官司一般不会输。有个别女患者，听同学或同事或闺蜜或第一个给她看病的医生，说她有个什么病，于是心事重重，她可以去找好几家医院，询问十来个医生来核实她的病。还有一种情况，你切脉后说他有慢性胃炎，他说不对，我彩超是胆囊炎，如果你说他胃脘痛，他说是。你说他血压高，他说我血压正常，你说他经常头昏，他说是。你说他心肌缺血，他说不是，我有过心梗，你说他心慌、气短，他说对……于是我教给学生一个办法：问诊只问症状，不说西医病名，下面的对话就好说了。胡老诊病问诊是不讲西医病名的。如果患者讲病名或诊断，对我们辨证处方来说，只是一个信息或者是病情的范畴。有的患者出院诊断有 10 个西医诊断之多，听完就算完，再不行我们就跟着他说，以免节外生枝，但辨证处方仍遵胡老的"经方辨证不辨病"的原则大法。

有的老百姓还有个习惯，来看中医不说话，先要求医生切脉（各地叫法不一样，如摸脉、号脉、抓脉、看脉、诊脉、候脉。仲景称持脉，按寸不及尺，握手不及足），欲测试你中医水平的高低。古代没有仪器设备，中华人民共和国成立后几十年的广大农村也没有，而如今看病基本上靠设备。我在三楼上班，病房二楼平台上，有住院患者抱怨说："看病不摸脉，我这病怎么能好？"我见到住院医生问此事，他说："有，没时间，也没有啥用。"我很诧异，这可是三甲中医院啊！

脉象和证候一样重要，也要辨"八纲"和"六经"。《伤寒论》实有脉象 81 种，分见于约 110 个证候，脉证不分开，仲景讲的是"脉证并治"。《伤寒论》有复合脉 49 种，其中有很多复合脉是讲病机的，有几个脉是摸不到的，如脉暴出（315）、脉暴微（287）、脉不还（362）、脉不负（256）。《濒湖脉诀》论述 27 种脉，教材有 36 种脉，我们深感"心中了了，指下难明"。我说：上述脉象三分之一在 ICU，三分之一在病房或急诊科。细研常见脉象十余种，就可以了。开方要切脉，胡老有标准照，"像不像三分样"，学嘛，辨证不切脉是不行的。

胡老讲"离开了表与里，
半表半里病位的面积很大"的体会

第一，翻开《伤寒论》少阳篇，给我们的第一印象是：只有 10 条经文及一个独特的小柴胡汤方证。但《伤寒论》中有关小柴胡汤的经文却有 17 条之多，遍及太阳病（11 条）、阳明病（3 条）、少阳病（1 条），厥阴病（1 条）和劳复病（1 条）。其主证在太阳篇，有七个主证及七个或证，方后有七个随证用药加减法，还可治疗热入血室（经期感冒）和黄疸病，以及因失治和误治所致的"坏病"。另外《金匮要略》有经文 3 条。由此可知，其治疗范围之广，不言而喻。基于仲景上述论说，众多伤寒学家公认柴胡剂之证即少阳病的代表证，最有代表性者为小柴胡汤方证。

宋代以前的医家，无人说过柴胡剂的功效是和解少阳或和解表里。成无己和柯琴认为，柴胡剂就是和解表里，其理由是，小柴胡汤方证"不可发汗也不可吐下"（264、265），只能和解。清代戴北山对和解有新的见解："寒热并用谓之和，补泻合剂谓之和，表里双解谓之和，平其亢厉谓之和。"某些教材讲"小柴胡汤和解少阳"，过于简要，不易领会。

胡老讲："小柴胡汤既是清热剂以解外，又是健胃剂。方用参、草、姜、枣，使津液得复，有扶正祛邪之功。小柴胡汤证诸条之脉象，均不见洪、大、滑、实，即为明证。"

第二，小柴胡汤的应用范围很广，有七个主证和七个或证。仲景担心我们临证时谨慎犹豫，要等七个主证全部具备才使用本方，特出示 101 条："伤寒中风，有柴胡证，但见一证便是，不必悉具。"胡老讲："101 条从字面上讲，泛指柴胡剂。从 96 条至 101 条的内容看，全部是讲小柴胡汤。对 101 条可以这样讲：不论患者罹病是来自伤寒或中风，在既无表证又无里证时，但见小柴胡汤主治的七个主证和七个或证之一证，即可使用小柴胡汤。其关键是强调了一个'但'字，有'但'必有前提，此前提即无表里证（252、257）。其临床意义，一是可扩大小柴胡汤在内科杂病的应用范围，二是明确辨方证要抓主证。"

第三，胡老讲："病就是变，临床辨证要辨病之变。离开了恶寒发热，证见往来寒热，就是少阳证。离开了腹大胀满，证见胸胁苦满，也是少阳证。其病因是病邪郁于广大的胸腹腔间。有胸胁苦满，郁热向上就发生了口苦咽干。有柴胡证必用柴胡剂，常见病、多发病多见柴胡证，事实就是如此。"

太阳本病：麻黄汤、桂枝汤、大青龙汤仅可治发作着的表证一天，汗出之时停后服，一日不愈，二三日就要传变，有死证 2 条。

阳明病：胃家实，法多汗，下之后不可复下之。病情危急，有急下证 5 条，又有不可下 9 条及不可攻 9 条，有死证 4 条。这种急证，只有住院，患者家属也不会同意抓中药煎服。

太阴病：食不下，自利益甚，没有死证，可煎服中药理中汤，但此病临床并不多见。

少阴病：由太阳病转来，已变为阴、虚、寒证，手足逆冷，脉微细，但欲寐，卧床不起，多见附子证，没有多年临床经验，很难把握疗效，有死证 7 条。多发生于休克前期症或休克症。

厥阴病：由少阳病传来，变为阴、虚、寒证，诸四逆而厥，利不止。阴阳气不相顺接，厥而死，仲景在第 32 条经文中，用"厥"字近百个，死证最多，有 8 条，多发生于严重感染的毒血症及中毒性休克。因此，阳明急证及少阴病、厥阴病，不是去了急诊病房，就是进了 ICU，患者家属不会叫中医看。中华人民共和国成立前，伤寒六经病是活是死，都必须找中医看，病死率甚高。唯少阳病和太阴病无厥逆证，亦无死证。临床事实，我们所见到的患者以少阳病为主，并且少阳证明显多于太阴证。

第四，胡老讲："104 条说外感伤寒一至二日不好，就要传变，或传少阳，或传阳明，或三阳合病。一直到十三日还不好，仍可以予小柴胡汤以解外邪，最常见到的是小柴胡加生石膏汤方证。""103条说，太阳病，已过去十余日，有可下证已用过下法，又过了四至五日，病没有好，仍有柴胡证。二者相加，已过去半个月以上了。此时不要局限于已患病的天数，有柴胡证先用小柴胡汤。""由此可见，半表半里病位的面积很大，常见病、多发病多在于此，出现柴胡证就用柴胡剂。只要临床看病，就可以体会到。"

第五，胡老讲："单纯的表证，极为少见。如太阳本病的麻黄汤证、大青龙汤证，发病之时，恶寒发热，头痛身痛，无汗脉浮紧，一剂有汗停后服，均不可复发汗。太阳本病的桂枝汤证，头痛发热，汗出恶风，脉浮缓，服桂枝汤取微似有汗出，不必尽剂。上述三证的病程均在一日内，若二三日不愈者，即由表向里传变，或传少阳、阳明，或有并病、合病，或失治、误治，成为'坏病'。"

20世纪70年代初，我接受再教育赴农村卫生院工作，应邀到邻居家中看病，女，30岁，平日体健。当天中午，开始恶寒发热，无汗，身疼，脉浮紧。盖两床被子还喊冷，双下肢怎么放都喊疼。证属太阳伤寒，没有办法取麻黄汤回来煎服，只好用热水口服一片0.5克的阿司匹林，10分钟后出了一身汗，不恶寒了，也不身疼了，面红口渴，体温下降。第二天咽红疼痛，有轻微发热，给口服四环素片和含碘喉片，第四天病就好了。此后进城到现在，再也没有见过一例太阳伤寒。

第六，胡老讲"临床原始病、单一病很少"，现在就诊看病的程序是：一是小病先抗，大病住院。二是有病自家先买点药吃。三是看西医方便，吃药或打抗生素。四是手术后需要调治。五是患有多种慢性病又患新感。最后才是想看中医，抓些中药吃。延误至此刻，原始病已变成了仲景所讲的"坏病"，应遵"随证治之"（16）"以法治之"（97）之旨救治。临床常遭遇半表半里证的柴胡剂。

第七，胡老讲："半表半里常见瘀血证，柴胡剂合用祛瘀剂的机会很多。"西医很少谈"瘀血"一证，治疗多用三七粉之属。中医有气郁与血瘀之分。胡老认为："食毒、水毒、瘀血三者，均属人体的自身中毒，为发病的根本原因，其他致病因素皆为诱因。"瘀者缓也，循环不好也是瘀。常见病、多发病之病邪，常出现或稽留于半表半里，可分为热郁、湿郁、痰饮和血瘀。祛瘀血不但辨虚、实、寒、热，还要辨主证与兼证。其用药要分实证的祛瘀药和虚证的祛瘀药（后世谓补血药）。胡老临床用柴胡剂合祛瘀剂的机会很多，妙用此法，得心应手，效果非凡，常出人之意外。常用的合方方证有：小柴胡合当归芍药散、柴胡桂姜汤合当归芍药散、大柴胡合桂枝茯苓丸、大柴胡合大黄牡丹皮汤、大柴胡合桃核承气汤。

小柴胡汤合当归芍药散治疗"黛玉综合征"

曾几何时，国人以"妇女能顶半边天""不爱红妆爱武装"为榜样。时过境迁，好像弱不禁风的林黛玉又回来了。黛玉本家没落，投靠豪门贾府。心比天高，命如纸薄。心事重重，不能如愿。不思饮食，精神倦怠。久而久之，气滞血亏，血弱气尽，竟因一场噩梦，病倒在潇湘馆，积"瘵"而逝。"香魂一缕随风散，愁绪三更入梦遥"。

今日，有部分女士已沦为"黛玉辈"，心愿很美好，所遇尽无缘。或追求荣华富贵，脱离实际，"春恨秋悲皆自惹，花容月貌为谁妍"；或生活压力大，休息时间少，精神恍惚，注意力难以集中；或多愁善感，情绪低落，心烦失眠，影响工作；或久坐少动，玩手机、叫外卖，虚里少气，疲乏无力；或赶时髦，出门必化妆，着衣少，遇寒易伤风感冒……已成为常态。长此以往，导致气血失调，脾胃虚弱，湿气内存，进而出现了精神疲惫，面色不华，身体消瘦，畏寒肢凉，有时腹凉微痛，手指纤细，舟状腹，舌质淡红，脉软无力等病态征象，但西医检查属正常范围。我为其起了一个令人同情的美名，叫"黛玉综合征"，患者听后不反感，反而喜形于色。其常见的临床表现为：思虑过度，情绪异常，头昏倦怠，眩晕恶心，内脏下垂，胸闷食少，失眠噩梦，心烦喜忘，乳房胀痛，痛经，月经失调，白带增多，腿足发胀，脱发明显，舌质淡苔薄白，脉细无力。

胡希恕先生认为上述诸证"病位在半表半里，病情的属性为阴、虚、寒，并且兼有湿气，小柴胡汤合当归芍药散是常遭遇的方证，疗效可靠，好使"。开方如下：

柴胡 12 克	黄芩 10～12 克	半夏 10～12 克	党参 10 克
炙甘草 6 克	当归 10 克	茯苓 15 克	炒白术 12～15 克
泽泻 15～18 克	川芎 10 克	炒白芍 10～12 克 (或用赤芍 15 克)	
鲜生姜三钱	小红枣四枚 (切开)		

水煎服。

【方解】

1. 临床所见，"合病""并病""杂病"要明显多于"原始病"和"单一病"，故胡老临证用合方比用单方要多。胡老讲："本合方方证最好不要加减使用。"

2. 我跟诊胡老时，附院用的是南柴胡，也称软柴胡。胡老柴胡用量：内科杂病用量为 12 克，若有表证或单用大、小柴胡汤时，用量为 15～18 克。有时药房无白芍，胡老改用赤芍 15 克。有时当归无货，胡老只好改用丹参。当年，黄芩又称枯芩，全部是根，用量为 10 克即可，如今黄芩饮片含有部分地上茎，我们用量为 12 克。

3. 仲景论小柴胡汤的经文有 22 条（《伤寒论》18 条，《金匮要略》4 条），为《伤寒杂病论》中有经文最多的方证，其所主病证也是仲景诸方证之冠。有七大主症："口苦，咽干，目眩"（263）"往来寒热，胸胁苦满，嘿嘿不欲饮食，心烦喜呕"（96）。详述了七个或有证："或胸中烦而不呕，或渴，或腹中痛，或胁下痞硬，或心下悸、小便不利，或不渴、身有微热，或咳。"（96）方后还有七个随证用药加减法（96）。三者相加，小柴胡汤的主治多达 21 证。

仲景不放心，还详述了小柴胡汤的临床扩大应用，治疗因延误及误治所致的"坏病"（16），如："太阳与少阳并病（171）、合病（172）"；"伤寒十三日不解（104）；""太阳病，过经十余日"（103）；"阳明中风……嗜卧，一身及目悉黄，外不解，小便难"（231）；"太阳病，十日已去，脉浮细而嗜卧，设胸满胁痛者"（37）；"伤寒差以后，更发热"（394）；"三阳合病……但欲眠睡，目合则汗"（268）；"呕而发热者"（379）；"妇人中风，发热恶寒，经水适来，得之七八日，热除而脉迟，身凉，胸胁下满……为热入血室也。"（143）"妇人中风，七八日续得寒热，发作有时，经水适断者，此为热入血室"（144）；"妇人伤寒，发热，经水适来，昼日明了，暮则谵语，如见鬼状者，此为热入血室。"（145）；

"诸黄，腹痛而呕"（《金匮要略·黄疸病脉证并治第十五》）；"新产妇大便坚，呕不能食"（《金匮要略·妇人产后病脉证并治第二十一》）；"妇人在草蓐自发露得风，四肢苦烦热，头痛者"（同上）。

仲景以上所论，说明小柴胡汤方证在常见病、多发病中的应用范围，非常广泛，是其他诸方证所无可比拟的。胡老讲："小柴胡汤既是清热剂以解外邪，又是健胃剂，使津液得下，胃气因和，有扶正祛邪之功。"今日，小柴胡颗粒被广州中医药大学列为"新冠轻症及恢复期"的首选家庭常备中成药之一，疗效可靠，销量很大。小柴胡颗粒对虚人受寒，反复感冒，多日不好的感冒，脾胃虚弱的感冒，用过抗生素仍余热未清、低热不退、呕恶食少，以及小儿胃弱食少受凉的感冒等，均有很好的疗效。仲景还强调了小柴胡汤在妇科的临床应用。如：妇人中风、伤寒，经期感冒，眩晕头痛，产后血虚汗多的受风头痛，产后大便坚不能食者。

4. 当归芍药散方

| 当归 10 克 | 芍药 12 克 | 川芎 10 克 | 茯苓 15 克 |
| 白术 15 克 | 泽泻 18 克 | | |

水煎服。

仲景有关论述：

妇人怀妊，腹中疞痛，当归芍药散主之。（《金匮要略·妇人妊娠病脉证并治第二十》）

妇人腹中诸疾痛，当归芍药散主之。（《金匮要略·妇人杂病脉证并治第二十二》）

《神农本草经》中的芍药不分白芍和赤芍。芍药分赤、白两种始于陶弘景《本草经集注》。

《神农本草经》中的术不分白术和苍术。术分白术和苍术两种也始于陶弘景《本草经集注》。药房无白术时，胡老用苍术代。本方用白茯苓，不用赤茯苓。泽泻饮片太大，煎煮前要掰开。

"腹"指胸下与骨盆之间，包括腹壁、腹腔及内脏。腹壁又分前壁、后壁和两侧壁。仲景谓"腹中"指脐腹部深处。疞，《辞海》无此字条。《说文解字》，疞音绞，腹中急也。《康熙字典》："疞，朽病也。"《汉语大词典》："疞，

① jiāo，同疞，腹中急痛。② xiāo，疞，病也。"腹中疞痛"指腹部内部拘急作痛，或绵绵缓缓作痛。此痛为虚痛，轻按觉痛，重按则疼痛有所减轻，但腹诊按摸无抵抗感。"诸疾痛"指多数疼痛，意在应用广泛。

胡老讲："本方证有血瘀和水瘀，有瘀才有痛，但它是循环不好的瘀，为虚证、虚痛。故本方用强壮性的活血药归、芎、芍，养血活血通脉以止虚痛。人体体液应该是有个稳定的恒量，血少了必引起水多。《金匮要略·水气病脉证并治第十四》曰'血不利则为水'，此水为湿邪，但不是水肿。如头面虚浮似肿，手足发胀，身困神疲，小便不利，舌质淡或苔薄白而腻，或白带较多。故本方用茯苓、白术、泽泻健脾祛湿以利水。据此，我们可以扩大应用到气血不足水湿不行的内科诸病，无论男女都可服用此方。"

通过以上分析，当归芍药散的功效是养血活血，健脾利湿。其主证是腹中拘急，绵绵作痛，心悸疲乏，面目虚浮。适用于气血不足、湿气内存的妇人腹中诸疼痛。

5. 小柴胡合当归芍药散方证的功效是益胃生津，扶正祛邪，养血通脉，健脾祛湿。胡老讲："《金匮要略》血不利则为水，是说气血不足亦有瘀，循环不好则湿气内存，本合方在临床应用的机会比逍遥散多，好使。"

【临床应用】

遵胡希恕先生所讲"经方治病是辨证不辨病""方证相应，有是证必用是方""辨证的尖端是辨方证""辨方证要抓主证，但见一证便是，不必悉具"的辨证思想，可尝试以小柴胡合当归芍药散治疗"黛玉综合征"。本文开始讲了本证的生活习惯及主要证候，以下讲本证的临床表现及治疗。

1. 气血不足，神经衰弱

本证多始于情志不舒，思虑伤神，"一种相思被人抛，浮生长恨欢娱少"。饮食无味，时好时差。心中空虚，遇事心烦，看啥都不顺眼。倦怠疲乏，思想不能集中，啥都不想干。继而引起气血不足，头昏目眩，经常晕车。睡眠多梦，睡醒不解乏。心悸健忘，外出锁门后还要回来看门锁好了没有。上班时装作很好，下班回到家就烦躁发火。面色不华，脸黄肤干，不化妆不愿出门。腰酸腿软，不愿多走路，出门要坐车。加衣少易感冒。口干不欲饮水。月经量少色淡，手足凉，舌质淡，脉细无力。去医院看病，没有大的问题，诊为抑郁症，服药后睡眠多，疲乏无力，面色更不好。本证属于情志不舒，气血不足，脾胃虚弱，湿气内存，八纲辨证为阴、虚、寒证。若见上述部分临证表现，即可用小柴胡合当归芍药散，姜枣必用，服药后饮食增加，精神好转，面色明亮，疗效明显；若腰痛腰酸明显加山茱萸15克；若有白带可加荆芥4.5克、黄柏3克，用量小效佳，用量加大效果差。黄柏用量小燥湿，用量大则损脾胃伤正气，切记。

胡老讲："本合方比逍遥散好使，逍遥散逍遥在薄荷，主治肝郁胁痛。小柴胡汤妙在人参，虚人用药必建中。因气血津液源于中焦脾胃，故合方中有四君子汤。方中有芍药甘草汤，可缓解拘挛疼痛，腹痛明显芍药加大用量至18克。方中当归、川芎、白芍有《局方》四物汤之意，本方证有气血不足，但不用生熟地，因其滋腻影响脾胃之健运。《金匮要略》言'血不利则为水'，尤怡《心典》释其为'血不足而水反侵之也'，故本合方用茯苓、白术、泽泻健脾利水祛湿。"

本病证之患者服7～14剂后，能吃能睡，可嘱其旅游或跑步，慢跑或走跑交替，轻松地跑，愉快地跑，每天跑20分钟，若能用2～3年的时间，从乌鲁木齐跑到北京，啥病都好了。要总的里程量，不要两天跑三天不跑。

2.腹中痛

腹中痛指腹部深处绵绵作痛或隐隐作痛，时痛时轻，个别时候有拘急抽痛，受凉或情绪不好时可加重。腹部有凉感，热敷可减轻。喜按，喜弯腰收腹弓着身子，坐矮板凳则舒适，坐时想倚靠他物。腹壁松软或下垂，按压时无抵抗感，翻身时脘腹内部有水声。此腹中痛同时伴有食少头晕，疲乏无力，舌质淡，脉细无力，月经少色淡白带清稀，实属气血不足，湿气内存，予小柴胡合当归芍药散，效果良好。本方证的应用范围，常见于慢性盆腔炎、慢性宫颈炎、盆腔积液或炎性包块、子宫内膜炎、输卵管积水或肿胀、子宫内膜异位症、卵巢切除术后胃肠功能紊乱、妊娠腹痛、产后腹痛、更年期综合征、黄褐斑，以及慢性胃炎、胃内停水、胃无力、胃扩张、肾病综合征、肾盂积水、糖尿病肾病、慢性肠粘连、水肿、尿路结石症等，其证属于阴、虚、寒者。

此腹中痛与通脉四逆汤手足厥逆的腹痛（317）、桃花汤便脓血、小便不利的腹痛（307）、大承气汤的腹满痛（241、254）、小建中汤的腹中急痛（100）、黄连汤的胸中有热、欲呕吐的腹中痛（173）、附子粳米汤的腹中寒气，雷鸣切痛（《金匮要略》）、当归生姜羊肉汤的寒疝腹中痛及胁痛里急（《金匮要略》）以及乌头桂枝汤的寒疝、腹中痛，逆冷、手足不仁的腹中痛（《金匮要略》），有明显区别。

3. 痛经

痛经指每当行经前或经期，发生小腹疼痛或拘急疼痛，或痛引腰骶。痛轻仍可坚持工作，痛重则恶心呕吐或晕厥，卧床不起。同时伴有月经量少或经期延时，或经前头痛，或经期乳房胀痛。其因多有气血不足、情绪紧张，食冷受凉。中学生痛经多，是因为学习压力大及体育运动不够所致。①单纯性痛经在行经前或经期服当归芍药散加炙甘草 6 ～ 9 克，白芍用量可加至 18 克，月经量少时将白芍改用赤芍。②若痛经重症小腹拘急疼痛加重，不能直腰，同时伴有头晕头痛，恶心呕吐，或有腹泻，不思饮食，四肢发凉，月经量少，舌质淡，脉弦细，可在经前或经期予小柴胡合当归芍药散 3 ～ 5 剂，水煎服。白芍用量 15 ～ 18 克。③若痛经兼头痛重或兼偏头痛，可予本方证加吴茱萸 4 ～ 6 克，效佳。

经前期紧张综合征：每次月经来时，因情绪紧张而发生小腹疼痛，头痛恶心，腰酸困乏。严重时呕吐不能食，四肢发凉，舌质淡，脉弦紧。我治过一位女中学生林某，平时健康无病，每次来月经时必有痛经，时轻时重。严重时头痛失眠，恶心呕吐，四肢发凉。她最害怕考试时来月经，越害怕痛经越是痛经加重。她读高中时，每次月经来前其父来抓几剂中药，在考试前几天服之。若单纯痛经服当归芍药散加炙甘草；若伴有头痛恶心或呕吐服小柴胡合当归芍药散。林某在中国政法大学读书时，常服桂枝茯苓丸和益母草颗粒，有效。后来林某考清华大学研究生时，担心因情绪紧张诱发痛经，其父带上当归芍药散（炒白芍用量 18 克）加炙甘草煎剂（托运）飞北京，在考试前连服三天，结果安然无恙，被录取为清华大学研究生。时至今日，林某已在自治区人大上班，膝下有一男孩。

4. 月经失调

我们在诊疗工作中观察到，有部分女士因工作、生活压力大，心烦易躁，身体疲乏，月经周期推迟或月经较长时间不来。去医院检查仍属正常，没有大的问题，予屈螺酮炔雌醇片 21 片，月经恢复正常，连服此药 3 ～ 4 月后，发现体重可增加五公斤以上，停药后月经仍不来。我们予四逆散合桃红四物汤或血府逐瘀汤，有的患者药后月经还不来，只是大便稀，日二次。此刻，我们给服当归芍药散汤剂，将方中的白芍改用赤芍 15 克。复诊时，患者说服此中药 1 剂后，月经就来了。我和学生感到不可思议。

5. 失眠

有些女士患"黛玉综合征"的部分症状：气血不足，头晕疲乏，月经量少；脾胃虚弱，食少无味；情志不舒，睡眠不实，噩梦纷纭，经常失眠；舌质淡，脉细无力。予小柴胡合当归芍药散原方 7 剂。复诊时，患者眉开眼笑地说："我睡得可香啦，并且非常解乏。"我们在药方中并没有加酸枣仁、合欢皮、朱砂之属，可知本合方方证治疗气血不足、脾胃虚弱、湿气内存的失眠，效果很好，学习者可试用之。

6. 脱发

有的"黛玉综合征"患者有一个突出症状，就是脱发明显。患者反映，其表现为：①我最近发现，枕头上、床上、地上都是我的头发。②洗头时，手从水里捞一下，若有 20～30 根头发，那就是新陈代谢掉的头发；若有 50～60 根以上的头发，那就是脱发。③明显掉头发已经有好几个月了，发现头发少了许多或头发变薄了。我们给小柴胡合当归芍药散 7～14 剂，并嘱每周吃 2～3 次少量的猪肝，或爆炒或煮熟蘸点辣椒、醋、盐吃。因猪肝有丰富的二价铁，容易吸收，效果很好，羊肝、鸡肝含铁量很少。请注意，少数民族不能用此食疗法，可化验"离子七项"，若铁含量明显减少，可用药物治疗。

半夏泻心汤治疗"老板综合征"

胡希恕先生讲："食毒、水毒和瘀血三者，均属人体的自身中毒，为发生疾病的根本原因。六淫——风、寒、暑、湿、燥、火，以及七情——喜、怒、忧、思、悲、恐、惊，只不过是发生疾病的诱因。"从临床看病观察，此三毒中，食毒约占三分之二，大概是 60%～70%。

今日社会昌盛，工作、生活节奏快速，大家都崇尚"时间就是金钱，效益就是生命"。很多人日夜奔波于职场和酒桌之间，谈生意、订合同、交朋友、议发展，这些都须在酒店、酒桌上完成。

古人说"民以食为天"，"食"就是饭菜，吃饭是为了劳动干活。并没有说"民以酒肉为天"，只有大诗人杜甫讲："朱门酒肉臭，路有冻死骨。"而现在实际情况是"无酒不成席""无鸡鸭鱼肉不成菜"，日复一日，久而久之，消化道的工作非常辛苦，湿热及毒素瘀阻于广大的胸腹腔，就发生了一种常见病、多发病，我给它起了个病名叫"老板综合征"。

其主要表现是：身热、睡觉不愿盖被子，汗多不怕风，吃饭时头汗可以滴到碗里，早上起床后口干口苦、异味、口臭，或口中黏腻不爽，或口腔黏膜溃疡，有时心下痞满但不影响饭量，大便黏马桶不易用水冲掉，大便日 1～3 次，晨起必须如厕，或完谷不化，或有时便秘、尿少、尿频、尿黄。心烦健忘、易怒，喜欢骂人，睡眠差易醒，噩梦多，有时嗜睡不想起床，开会打瞌睡，身体超重，腰酸、下肢无力，或手指麻木足跟痛，上楼气喘怕登高处，面色青灰洗不干净，性功能减退等。舌苔白腻厚，或黄腻，或干黄，或湿腻不易去掉，脉滑数或弦数，重按无力。体检时查出伴有脂肪肝、胆囊炎或胆石症，胃肠功能紊乱、慢性胃炎、慢性结肠炎，或伴有糖尿病、高血脂、尿酸升高等。

上述表现，只要有部分症状明显，即可称为"老板综合征"。其主证是：身热、汗多、口渴、口干苦、口中异味、心下痞满不适，疲乏无力，心烦健忘、尿黄、大便黏或排便不畅，舌苔厚腻或白或黄或干，不易去掉，脉滑数或弦数。

在治疗上，张仲景为我们准备了一张好方子，很有效，叫半夏泻心汤。其药物组成是：

| 半夏 12 克 | 黄芩 12 克 | 黄连 3 克 | 党参 10 克 |
| 干姜 10 克 | 炙甘草 6 克 | 红枣 4 枚 (掰开) | |

另可加生姜 3 片，水煎服。

【注意事项】

1. 清半夏、法半夏、姜半夏均可用。

2. 黄连要切片。

3. 古人党参、人参不分。《神农本草经》曰：人参"生上党山谷"，即指山西潞党参。体虚、大便完谷不化改用人参。

4. 干姜必用，可同时加用生姜。此干姜为云、贵、川所产的子姜，功效回阳即恢复脏腑的功能。生姜功效健胃散寒，治恶心呕吐。

【功效】

饮食不节，湿热壅滞于中焦，结于胃脘，导致胃气郁滞，痞塞不通，上腹部满闷不适，或有轻微胀痛，但按之无抵抗。这就是胡希恕先生所讲的食毒，治湿热互结之心下痞。此四味药为治疗胃脘满胀之经典配伍组合，叶天士称其为"苦降辛开法"。党参、炙甘草、姜枣健脾扶正。

【临床应用】

1. 身体超重，有将军肚、湿热瘀滞于脘腹，身热汗多而不恶寒，口渴能饮，想吃冰糕，口干苦有异味，脘腹有满胀感但饮食尚好，排便不顺或大便黏水冲不干净，舌苔白腻或黄腻，苔致密而不易去掉，舌质暗红、脉弦数或滑数。予半夏泻心汤加生石膏45～60克，合桂枝茯苓丸。若便秘便干或排便不畅再加生大黄6克（同煎不后下）。若兼有脂肪肝、胆囊炎，再加茵陈15～20克。此证临床多见。

2. 寒湿凝滞于胃肠，身体消瘦，疲乏无力，饮食减少，肠鸣，大便日2～3次，或五更泻，完谷不化。或伴有慢性胃炎、功能性结肠炎。予半夏泻心汤合吴茱萸汤。吴茱萸4.5～6克，党参可改用人参，干姜和生姜同时用。

3. 湿热互结于腹部，饮食正常，肠鸣有时腹部微痛，痛时欲排大便，大便有黏液，或有不定时的鸡蛋清样液体排出，即患有溃疡性结肠炎。可予半夏泻心汤合白头翁汤。白头翁15克、秦皮15克、黄连6克、黄柏6克。若口黏，苔黄腻或白腻再加生石膏45克。

4. 若饮食减少，消化不好，疲乏无力，脉细虚，苔薄白，可予半夏泻心汤加陈皮9克、鸡内金9克、炒三仙各15克。

5. 若本病病程较长，兼有腰酸腿软，疲乏无力，性功能减退，大便稀薄次频，舌质淡，苔薄白，脉细无力。予半夏泻心汤，干姜改为12克，再加山茱萸15克、淫羊藿10克、补骨脂15克。

有学生问："这个饭怎样吃才好？"我说："老虎豹子不吃草，是因其长的全是犬齿。牛马羊不吃肉，是因其长的都是磨牙。我们人有犬齿四个，大小磨牙十六个。所以理论上讲，我们人吃肉食和素食的比例，应该是1∶4，才是健康的饭食。牙是粉碎机，内脏就是工厂，二者的工作必须配套，方可尽终其天年。"

据有关资料显示，全世界日本人的平均寿命最高，可达 80 岁以上。日本多数老百姓，做菜爱用开水焯一下，或者清蒸一会儿，再用沙拉盐拌着吃，另外就是吃鱼较多。大家可以发现，富人小区的老人已经很少了，平民小区的老人还可以出门晨练和旅游。

参考文献：

1. 上海中医学院伤寒温病学教研组 . 伤寒论 [M]. 上海：上海科学技术出版社，1983.

2. 金匮要略方论 [M]. 北京：人民卫生出版社，2021.